李先晓
杨雅茜
著

小儿推拿百病消

天津出版传媒集团

天津科学技术出版社

图书在版编目（CIP）数据

小儿推拿百病消 / 李先晓 , 杨雅茜著 . -- 天津 ：
天津科学技术出版社 , 2024. 10. -- ISBN 978-7-5742
-2409-4

Ⅰ . R244.15

中国国家版本馆 CIP 数据核字第 2024SH2279 号

小儿推拿百病消

XIAOER TUINA BAIBINGXIAO

责任编辑：梁　旭

责任印制：赵宇伦

出　　版：<u>天津出版传媒集团</u>
　　　　　天津科学技术出版社

地　　址：天津市西康路 35 号

邮　　编：300051

电　　话：（022）23332397

网　　址：www.tjkjcbs.com.cn

发　　行：新华书店经销

印　　刷：三河市中晟雅豪印务有限公司

开本 880×1230　1/32　印张 11　字数 170 000

2024年10月第1版第1次印刷

定价：62.00元

目录

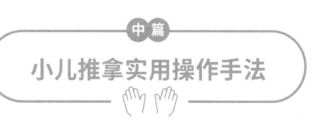

第四章　小儿推拿前要了解的注意事项 · 060

下篇

小儿常见病推拿方法

拓 展 篇

小儿全周期成长养护方

上 篇

小儿健康呵护
基础常识

第一章

如何了解孩子的体质特点

　　在中医诊断学中，有一个基本的原理叫作"以常衡变"，其意思就是通过客观地观察事物的规律，来发现事物比较异常的状态，这里所说的事物范围很广，比如医者可以通过面诊，观察孩子脸色的黄白，来判断近期是否有生病的可能，也可以是医者通过嗅觉闻到孩子身上的气味，来判断脾胃是否有异常的情况，而我在这里所提到的，是小朋友正常生长发育的规律以及该年龄易发疾病的种类都有哪些。

　　掌握了该年龄易发的疾病，就等于给焦虑的父母吃上了一颗定心丸，起到了"先知"的作用。我曾在诊室看到过一个四五岁的小朋友，长期受到便秘的困扰，从五个月添加辅食起，就服用益生菌并使用开塞露。后来父母听邻居说火龙果能通便，孩子每每便秘就喂他吃火龙果，半年之后不仅火龙果不起效了，孩子还开始起口疮，中药、西药都给孩子试了，一点效果都没有，这让家长十分焦急。同时，孩子的身高和体重也一直处于低水平，来诊时瘦得皮包骨头不为夸张，面色黑黄，而且毫无光泽，两只眼睛也没有神采，学习时总是开小差，幼儿园的老师总是说孩子拖拖拉拉，做什么都"慢半拍"。

这种"慢半拍"的孩子，在中医理论上，一般是偏为气虚或者是阳虚的体质，不是说孩子都是纯阳之体吗，为什么还会有气虚的情况呢？在刚才的案例中我们不难发现，孩子在五个月左右的时候，就已经受到了错误的治疗，俗称"医源性伤害"（医过）和"药源性伤害"（药邪）。孩子在第四或者第五个月开始厌奶，主要以喂乳时，头总是转向另外一侧为主要特征，甚至有些小婴儿会在妈妈亲喂时，身体反转成一个大大的字母"C"。

一般出现上述表现，就预示着应该给孩子添加辅食了。开始添加辅食，或者混合喂养时，孩子则会出现"攒肚"（攒肚是俗语，且为生理性）的表现，那是由于1岁以内的小儿处于猛长期，脾的生理特点和功能无法满足其对营养的日益需求，"脾常虚，主运化"，换句话说这时的需求是"大车"，小婴儿的脾是"小马"。在拉不动的时候就会请其他脏腑来帮忙了，比如大肠，吃进去的食物在脾和大肠的运化中重复吸收并输送于全身，使本身可能每天都是吃完了排，排完了吃的小婴儿，看似"便秘"了，甚至有些5～7天不大便，家长开始焦虑，因此使用了错误的治疗方式，过分使用物理性手段促排便，导致肛门肌肉过于松弛，加上喂养一些寒性的水果，久而久之则会出现"虚象"。

那很多家长朋友会问，孩子这么多天不排便，真的没有问题吗？我们知道这是孩子生理性的特点，那就可以从脾和大肠两个脏腑下手；知道是运化的问题，那我们就用"清补"疗法，用清补大肠和清补脾作为主要推拿穴位。当然孩子如果除了不排便，还伴随着腹胀、恶心、有口气等症状，我们还需要在原穴上加减，通常可以使用大四横纹来帮助孩子消胀散结，这些属于积滞的范畴，家长朋友们可以耐心往后阅读，进一步学习。

由此，我们知道了孩子长期便秘的原因，那在治则治法和取穴上心里便有数了，便秘的孩子不是一味地"清"就管用的，有时候也要"补"或者"清补"，继而加助气行气地推拿穴位（参考本书下篇中便秘的治疗方法）。

孩子在不同年龄段的高发病症

孩子如果在一个阶段总生病或反复得一种病，父母就要思考孩子所处的年龄段是否为该病的好发年龄。比如，12～18个月的幼儿急疹，有可能伴随着麻腮风疫苗注射出疹子，如果孩子在这个月龄，每隔一个月就发一次烧，有可能就是要出幼儿急疹；一个3岁的马上就要上幼儿园的小朋友，在春夏交替的时候反复呼吸道感染，多半是过敏性体质引起的过敏性咳嗽，家长要对孩子的体质进行调理，引起重视，否则入园后容易生病。

下面是小儿生长发育的七个时期。

（1）胎儿期——"种什么样的种子，开什么样的花"

胎儿在孕妈体内，从受精卵开始，到37周，称为足月。在这一时期胎儿虽然没有脱离母体生存，但受孕母情绪、药物、营养、卫生条件的影响，会导致先天疾病或早产。《素问·奇病论篇》关于"人生而有病癫疾者，病名曰何？安所得之？岐伯曰：病名为胎病"的论述，是先天因素致病的最早记载，也是养胎护胎学说的发源。我时常发现有很多家长抱怨"受孕期间我不忌口，孩子出生以后一样白白胖胖的"或是"受孕怎么还有胎毒呢？我受孕还怀出毒来了呢"。其实如果孕母体质本身湿热，平素又好吃辛辣之物，那胎儿在出生后大概率会出现湿疹或者湿热型黄疸；若孕母本身体虚，抑或过敏性体质，若在孕期贪凉，那胎儿在出生后，便会由于小肠虚寒无法充分吸收蛋白质，从而导致过敏性腹泻。其实这些问题，都可以在孕期或者孕前进行中医调理从而避免。

(2) 新生儿期——"大命换小命"

孩子出生后脐带结扎起后满 28 天，称为新生儿期。新生儿刚刚脱离母体开始独立生存，需要在短时间内适应新的环境，但由于生理调节功能较弱和适应能力不成熟，故发病率较高。在这一时期很容易出现吐乳、溢乳、母乳性腹泻、湿热型黄疸等情况，但总体来说新生儿时期的孩子是"天使宝宝"，除了吃就是睡，除了睡就是排便，很少有身体不适的情况，若有不适，需要立马到医院就诊，先排除器官发育病变，如幽门梗阻、肠闭锁或先天性巨结肠等疾病，或是在

生产过程中出现的窒息、脑缺氧、斜颈、吸入性肺
炎等。

时长	每穴推拿时间 6 ～ 8 分钟	
总体病因	先天因素：禀赋因素、胎禀不足、胎热胎寒等	后天因素：生产不顺、断脐不慎、调护不当
常见病	新生儿黄疸（胎怯）低出生体重儿	新生儿肺炎 新生儿破伤风（脐风） 脐突（脐疝） 呛奶、溢乳、 新生儿肠胀气

注：对于这一时期的宝宝，日常可以多给他们做抚触被动操，顺时针抹腹进行日常保健，但在新生儿时期孩子突然发热或者出现哭闹异常、便血、尿血、喷射性呕吐等症状时，需要及时就医。

（3）婴儿期——"一生中生长最快的一年"

28 天～ 1 周岁，这一时期孩子的生长发育特别迅速，进入"猛长期"。"三翻六坐七滚八爬九立周会走"是这一时期的发展阶段。孩子处于乳类喂养并逐渐添加辅食的时期，机体发育快、营养需求高，但孩子身上受之于母体的免疫能力逐渐消失，因此脾胃系和肺系疾病容易多发。因此大多数小朋友第一次生病基本上在 8 个月前后，8 个月也是发现生长发育问题的绝佳时期。

一定让孩子爬的周期足够长，这样才能很好地锻炼他们的大脑反应能力、四肢协调能力，促进前庭的发育。有很多父母让孩子过早地站立，很有可能导致感统失调，出现长大后"逢坑必踩""逢角必磕"的情况；另外，坐立和爬行也可以很好地判断出孩子是否有五迟五软或者脑瘫癫痫等先兆，从而掌握疾病调理的先机。

时长	每穴推拿时间6～8分钟	
总体病因	先天因素：禀赋因素、胎禀不足	后天因素：调护不当、喂养不当
常见病	脾胃疾病：腹泻（乳糖不耐受、母乳性腹泻、消化不良）、呕吐、积滞、纳呆、夜惊夜啼、流涎 肺系疾病（外感）：感冒（流涕、鼻塞）咳嗽、发热	
阶段性疾病	4～7个月生理性攒肚 9～18个月幼儿急疹	

注：这一时期的孩子日常可以用二人上马、清补脾来进行日常保健，二人上马属于大补肾气的穴位，通过刺激可以增高益智，清补脾来加强孩子脾的运化能力，能有效地避免孩子在辅食添加过程中，出现的伤食、积食等情况。

（4）幼儿期——"升级打怪"阶段，增强保健意识

1～3岁，这一时期生长速度较婴儿期减慢。接触外界的机会增多，智力发育、语言、思维和感知、运动能力增加。处于断乳后食物品种转换的过渡阶段，容易产生喂养不当、饮食失调等脾系病症。同时孩子的活动增多，接触面扩大，传染病发病率增高，识别危险意识较差，缺乏自我保护能力，易发生意外事故。

时长	每穴推拿时间6～8分钟	
总体病因	先天因素：禀赋因素、胎禀不足	后天因素：调护不当、喂养不当、跌扑损伤
常见病	脾胃疾病：腹泻、呕吐、便秘、腹痛、积滞 肺系疾病：感冒、咳嗽、发热、肺炎、惊厥 五官疾病：鼻衄	

注：这一时期的孩子接触面较广，正在建立自己的规则，"可怕的两岁"开始，孩子会通过拒绝、扔东西、打人等行为，来证明自己是一个独立的个体，思想意识逐渐形成，但这种情况如果顺应，孩子内心得到满足后，不会超过二岁半，若孩子长时间脾气急躁，性格外强内弱，晚上睡眠质量差，那就要考虑是不是身体受累引起的了。这时我们可以通过推拿平肝穴来进行调理，平肝穴有"逍遥散"之称，有和气生血，开郁解瘀的作用，在临床上我们观察发现，推拿平肝穴时，孩子心情相对平和，甚至舒适到想要睡觉，那说明这个穴位推的渗透力比较强。

（5）学龄前期（幼童期）——早期教育开始

3～7岁是小儿性格特点形成的关键时期，应加强思想品德教育，开展早期教育，在临床上见到很多小学一二年级的孩子，他们非常叛逆，也不服从管教，有可能是由于学龄前期性格养成时家长没有注意，过分干预了孩子某些探索行为，导致孩子在上学后性情急躁，抑或家庭氛围不和谐，导致孩子缺乏自信和自控力，这些日积月累的情绪，都有可能给后期步入学龄期的儿童埋下"多动""抽动"的伏笔。幼童期的孩子还容易发生溺水、烫伤、误服药物以致中毒等，应注意防护。学龄前儿童发病率有所下降，但也要注意该年龄易发的疾病，如小儿水肿、肾炎、风湿热、痹症等。

时长	每穴推拿时间6～8分钟	
总体病因	先天因素：禀赋因素、胎禀不足	后天因素：调护不当、喂养不当、跌扑损伤、情志因素
常见病	脾胃疾病：腹泻、呕吐、便秘、腹痛、积滞、脱肛 肺系疾病：感冒、咳嗽、发热、肺炎、哮喘 五官疾病：鼻衄、腺样体肥大、中耳炎、近视、弱视 肾系疾病：尿频、遗尿、疝气 肝系疾病：惊厥、抽动症、多动症	
阶段性疾病	手足口病 疱疹性咽峡炎	

(6) 学龄期——青春期的预热

从 7 岁开始至青春期（女 12 岁，男 13 岁）前，在此期间，孩子的乳牙会脱落并换为恒牙，脑的形态进一步发育，逐渐与成人相同，在此阶段孩子需要预防近视、性早熟和肥胖。

（7）青春期——关注孩子的性格发育

女孩从 11 ～ 12 岁开始，至 17 ～ 18 岁结束；男孩 13 ～ 14 岁开始，至 18 ～ 20 岁结束，第二性特征明显。"肾气盛、天癸至、阴阳合"，此时孩子的五脏六腑发育均完善，体质特征更加明显，受情志影响因素较多，若孩子小时候的情绪和性格发育没有被父母关注到，这一时期会出现叛逆心理，无法与大人沟通。

小儿推拿对孩子健康发育的益处

因此，小儿推拿可谓伴随孩子一生，这里不仅仅指身体，还有脑力和心理。孩子从出生开始，身体各项机能处于不断发育和完善的阶段，每个年龄都有多发的问题和疾病，并不是像父母想的那样，孩子长大就好了，而是一直处于"升级打怪"的阶段。孩子身体不舒服，一家人束手无策，也会身心受累。若能提前了解小儿推拿的好处，相信很多家长都会做出明智之举。

从宝宝出生的那一刻起，要做的第一件事就是

"按摩"，对于顺产的孩子来说，产道就是孩子最早接触按摩的地方，这预示着孩子未来的张力和韧性。孩子出生后，每日需要进行全身的抚触按摩，这时的小儿推拿更像是妈妈般的爱抚，通过末梢神经刺激大脑发育，直到5个月，由于断乳或辅食的添加，孩子身体的常见不适症状渐渐显示出来，如积食、呕吐、便秘、泄泻、睡眠差或不爱吃饭等。孩子在1周岁时，由于疫苗的接种，可能会引起第一次发热和呼吸道疾病；2周岁刚开始与社会接触，接触面广泛，传染源多，生病概率大大增加；3岁入园参加集体生活，交叉感染成了家常便饭，孩子少生病，家长才能更有工作的动力；4岁性格开始养成，有平和的体质，才有稳定的情绪；5～6岁重在培养孩子的学习习惯，如果反复生病，学习效率降低，身体受累，影响终身。

在小学前，一个强健的体魄，才是弯道超车的根本。现在越来越多的孩子上学之后不好管教，家长给孩子报各种各样的家庭辅导培训班，其实孩子的性格和行为习惯，早在幼儿时期就已经开始形成。家长管得多，孩子精神时刻处于紧张状态，探索欲被克制，生怕做错事会让爸爸妈妈大发雷霆，这种孩子在青少年时期大多缺乏自主意识和独立性，性格胆小，害怕失败。若家长管得少，孩子时刻"散养"，在成长过程中他们的社会性会得到充分体现，比如性格合群、有集体意识和主观决策力，但相比而言，自我约束力不强。

家长和孩子的相处模式不是一成不变的，更像是弓与箭，需要不断地磨合。但对于家长而言，需要保证的是不会让孩子因为身体的不适，而影响体力和脑力的发育。

选择小儿推拿，是给家长吃了一颗定心丸，小儿推拿的终极目标，不是治病，也不是预防，而是提高自愈能力。如今病毒在不断地更新迭代，若孩子的抵抗力和自愈能力跟不上，即便有再好的医疗条件也无济于事。从小给孩子做推拿，他们的脏腑灵敏、气血经脉通畅、体质平和，也能少受一些医源性、药源性伤害，即使生病也可快速痊愈，病程较短，疾病也易于除根。

学会辨别 9 种体质是防治疾病的关键

孩子的体质会随着生活习惯、饮食习惯发生改变，脾虚体质的孩子好食甜物，不爱吃酸的食物，因此脾阳虚的孩子甜食吃多了以后，也会出现不咳嗽，但痰多的情况；阴虚体质的孩子往往好食酸物，那是由于酸味食物有生津开胃的作用，嗜酸的孩子往往身材瘦长。

因此，有的孩子生病会引发急性中耳炎，有的会引起腹痛绵绵，还有的会出现肌肉痉挛甚至丧失意识，这可能都与体质有关。

所以，我们可以通过饮食习惯和表现出的症状来判断、了解孩子的体质，以便进行后期的疾病预判。

以下是 9 种体质类型，家长可以根据孩子的多种特征进行多维度参考判断。

A 型——平和质

总体特征：阴阳气血调和，以体态适中、面色红润、精力充沛等为主要特征。

形体特征：体形匀称健壮。

常见表现：面色、肤色润泽，头发稠密有光泽，目光有神，鼻色明润，嗅觉通利，味觉正常，唇色红润，不易疲劳，精力充沛，耐受寒热，睡眠良好，胃纳佳，二便正常，舌色淡红，苔薄白，脉和缓有力。

心理特征：性格随和开朗。

发病倾向：平素患病较少。

对外界环境适应能力：对自然环境和社会环境适应能力较强，即使生病也能自主恢复，病期较短，不易留病根。

B 型——气虚质

总体特征：元气不足，以疲乏、气短、自汗等气虚表现为主要特征。

形体特征：肌肉松软不实。

常见表现：平素语音低弱，气短懒言，容易疲乏，精神不振，易出汗，舌淡红，舌边有齿痕，脉弱。

发病倾向：易患感冒、内脏下垂、遗尿、疝气等病；病后康复缓慢。

对外界环境适应能力：不耐受风、寒、暑、湿邪，特别是容易受风受寒后加重。

C 型——阳虚质

总体特征：阳气不足，以畏冷、手足不温等虚寒表现为主要特征。

形体特征：多形体白胖，肌肉不壮。

常见表现：平素畏冷，手足不温，喜热饮食，精神不振，舌淡胖嫩，脉沉迟。

发病倾向：易患痰饮、肿胀、泄泻等病；感邪易从寒化。

对外界环境适应能力：耐夏不耐冬；怕冷；易感风、寒、湿邪；痛觉感知能力强，性情敏感，害怕失败，怕生，无法面对一些挑战。

D 型——阴虚质

总体特征：阴液亏少，以口燥咽干、手足心热等虚热表现为主要特征。

形体特征：体形偏瘦。

常见表现：手足心热，口燥咽干，鼻微干，喜冷饮，大便干燥，舌红少津，脉细数。

发病倾向：易患虚劳、失精、不寐等病；感邪易从热化。

对外界环境适应能力：耐冬不耐夏；怕热；不耐受暑、热、燥邪；情绪调节能力差，容易心烦，多动，易与周边的人发生争执。

E 型——痰湿质

总体特征：痰湿凝聚，以形体肥胖、腹部肥满、口黏苔腻等痰湿表现为主要特征。

形体特征：体形肥胖，腹部肥满松软。

常见表现：面部皮肤油脂较多，多汗且黏，胸闷，痰多，口黏腻或甜，喜食肥甘甜黏，苔腻，脉滑。

发病倾向：易患抽动症。

对外界环境适应能力：对梅雨季节及湿重环境适应能力差。

F 型——湿热质

总体特征：湿热内蕴，以面垢油光、口苦、苔黄腻等湿热表现为主要特征。

形体特征：形体偏胖或苍瘦。

常见表现：面垢油光，易生痤疮，口苦口干，身重困倦，大便黏滞不畅或燥结，小便短黄，男性易阴囊潮湿，女性易带下增多，舌质偏红，苔黄腻，脉滑数。

发病倾向：易患疮疖、黄疸、热淋等病。

对外界环境适应能力：对夏末秋初湿热气候，湿重或气温偏高环境较难适应。

G 型——血瘀质

总体特征：血行不畅，以肤色晦暗、舌质紫暗等血瘀表现为主要特征。

形体特征：胖瘦均见，瘦人居多。

常见表现：肤色晦暗，色素沉着，容易出现瘀斑，口唇暗淡，舌暗或有瘀点，舌下络脉紫暗或增粗，脉涩。

发病倾向：易患症瘕及痛证、血证等。

对外界环境适应能力：不耐受寒邪。

H 型——气郁质

总体特征：气机郁滞，以神情抑郁、忧虑脆弱等气郁表现为主要特征。

形体特征：形体瘦者为多。

常见表现：神情抑郁，情感脆弱，烦闷不乐，舌淡红，苔薄白，脉弦。

心理特征：性格内向不稳定、敏感多虑。

发病倾向：易患脏躁、梅核气、百合病及郁证等。

对外界环境适应能力：对精神刺激适应能力较差；不适应阴雨天气。

Ⅰ型——特禀质

总体特征：先天失常，以生理缺陷、过敏反应等为主要特征。

形体特征：过敏体质者一般无特殊；先天禀赋异常者或有畸形，或有生理缺陷。

常见表现：过敏体质者常见哮喘、风团、咽痒、鼻塞、喷嚏等；患遗传性疾病者有垂直遗传、先天性、家族性特征；患胎传性疾病者具有母体影响胎儿个体生长发育及相关疾病特征。

心理特征：随禀质不同情况各异。

发病倾向：过敏体质者易患哮喘、荨麻疹、花粉症及药物过敏等；遗传性疾病如血友病、先天愚型等；胎传性疾病如五迟（立迟、行迟、发迟、齿迟和语迟）、五软（头软、项软、手足软、肌肉软、口软）、解颅、胎惊等。

对外界环境适应能力：适应能力差，如过敏体质者对易致过敏季节适应能力差，易引发宿疾。

孩子越大，小毛病越多的原因

小儿咳嗽是每个家庭几乎都会经历的，而且这个病可以从婴儿期贯穿到学龄期，反反复复，病程延绵。为什么孩子越大，小毛病越多，可以理解为，孩子越大，体质特征越明显，从而使发病更加容易。在中医看病的理论上，无外乎外因、内因、不内外因三方面。

外因：冷、热、疫病可预防

外因是最简单，也是最直接的。其一，预防六淫之邪，即风、寒、暑、湿、燥、火，小儿为稚阴稚阳之体，脏腑娇嫩，又寒温不知自调，家长常常护养不周，因而外邪易犯、小儿多罹，所以在季节交替时，根据自然界的节律变化，适度增加或减少孩子穿的衣物，在玩耍出汗后注意避风，那么就可以有效地避免外因的发生。其二，预防疫疬之邪，疫疬之邪是一类具有强烈传染性的病邪，其性峻烈、迅猛，易于流行，其发病常具有明显的季节性特征，从口、鼻、肌肤而入。其发病急骤、进展迅速、症状相似，即某种疫疠之邪会专门侵犯某脏腑经络或某一部位而发某病，某种疫疠之邪只能引起某一种疫病，其病如暑温、疟腮、顿咳、疫毒痢及麻疹等发疹性疫病，这些疾病现在也有很好的疫苗和防控，只要定期接种就可以。

内因：推拿结合饮食调

以小儿咳嗽的治疗举例，单纯的风寒咳嗽、风热咳嗽在 2 岁以内比较常见，通常治疗周期只需要 1～3 天，但 2 岁以后，内因的成分就显示出来了，除了五脏六腑阴阳不调外，结合体质的形成，便有了"外内合邪"，所以逐步形成了慢性咳嗽、过敏性咳嗽、喘息性支气管炎等疾病，其实这些疾病在中医里都属于"久咳""虚咳"的范畴，单纯的疏风解表止咳或者是清热化痰止咳效果不明显，需要扶正气结合饮食调护，才能取得良好的效果。这一点需要医者和家长的共同努力，所以有一句话"推拿不忌口，推坏医家手"，此句不无道理，家长出钱、出时间，医者出力，孩子的饮食调护跟不上，还是无法起到治愈的效果。但凡能影响五脏六腑阴阳平衡的原因，都是内因。那么内因具体有哪些呢？

1. 乳食因素

具体包括乳食不节、乳食不洁，该因素在小儿病因中占有重要地位。

乳食因素的致病机理有很多种。

①饮食损伤脾胃：喂养方法不当，饮食性质不适宜，饮食量或质的过度，均可损伤脾胃，导致脾气受损、肠胃不和，使腐熟、运化、泌别、传导功能失健或失司，发为呕吐、积滞、泄泻、厌食、疳证等病症。

②饮食不足伤正：由于饮食量少、质次等引起水谷精微摄入量不足，使脏腑失养，造成阴阳、脏腑、气血虚弱，发为厌食、疳证、血虚等病症。

③饮食营养不均：由于小儿幼稚不能自调饮食、挑食、偏食、嗜食，造成营养成分不均衡，致使阴阳、脏腑、气血失衡，一方面偏盛，另一方面虚弱，使原就比成人强弱不均的阴阳、脏腑、气血更加强弱不均，是造成小儿体质不平和，某些病症好发的内在基础和条件。如过寒伤阳、过热伤阴、过辛伤肺、甘腻伤脾等，发为厌食、泄泻、哮喘、湿疹等病症。

④引入其他病邪：小儿缺乏卫生知识，若乳食被邪气污染，则病邪随乳食而入，感染小儿，发生呕吐、腹痛、湿热泻、痢疾、肠道虫病等病症。

2. 情志因素

很多专家多年前在讲解儿科病的时候，都会说小儿病因单纯，少有七情六欲的影响。但随着社会的发展，家庭成员对小儿越来越重视，以及小儿内心对周围环境的认识角度都发生了巨大的改变，因而导致小儿也有发病的情志因素，但与成人有着一定的区别。家长对孩子的溺爱，以及教育不得法、责打凌辱，或环境改变，家庭结构及主要看护人的变更，都有可能因情志抑郁成疾。七情中，婴幼儿因惊致病更为多见，可形成夜啼、心悸、惊惕、惊风等病症，威胁小儿的身心健康。所欲不遂，或食则责骂，思虑伤脾是小儿情志致病的又一常见形式，其发病有厌食、积滞、腹痛、腹胀等。家长对子女的期望值过高、学习负担过重、干预过多等都易于引发精神行为障碍类疾病。

3. 先天因素（胎产因素）

指小儿出生前已形成的病因。上代双亲的身体状况对子代有着重要影响，特别是妊母的健康与否，对胎儿的影响更为突出，包括禀赋因素、体质相传、病症相传等，还有父系遗传性疾病基因，或者妊娠期间母病、母弱、母血不壮，以及孕母患病治疗用药不当、起居失常等因素，都可能导致胎儿宫内发育不良，使小儿先天禀赋薄弱，阴阳不足、气血未充，出现五脏六腑、肢体筋骨、五官九窍发育不良等情况，形成胎弱、胎怯、胎惊、胎痫、痴呆，出现各种先天性畸形、遗传代谢性疾病等。

不内外因：外界致病因素多

由于小儿智识未开，活动范围增大，且缺乏生活经验和自理能力，对外界一切危险事物和潜在的危险因素缺乏识别和防范，加之生性好奇，以及保育人员的一时失误，有外界因素致病的可能性大幅增加。环境污染、食品污染或农药残留激素超标等，已成为社会普遍关心的问题。放射性物质因素。放射性物质损伤，包括对胎儿和儿童的伤害，已引起广泛关注，医源性损害，包括诊断失误、用药不当、护理不当、院内感染等，有逐年增多的趋势，需引起儿科工作者的重视。

人之初生，犹花木之嫩芽，其脆弱根干，殊难培植，故萌动之花木，时有枯萎。初生之幼童，亦不时夭折，皆系气血不充体格脆弱，乘隙而入风邪不堪之气，所侵扰也。夫人乃秉天地阴阳造化之气，阴阳顺行则体格壮健，阴阳逆行则诸疾横生，凡小儿初生，胃肠脆弱，易饥易饱，发育不全，时有乍寒暴热，故外邪易于发生。一经有病，为父母者，调摄不得其宜，疑神疑鬼，乃至病重，束手无策，始闻医则聘，小儿又不能频服药饵，甚至日聘数医，冰炭不容，腹为战场，将无辜之幼童，损其脏腑，甚至有倾生者，良可慨也。自小儿出生至十二三岁皆为小儿，所有病症种类繁多，尽推拿之原理，以顺气调血平寒热，运脾胃，脾壮而心肝肾肺即能兼而生之，以促进发育能力，内强而外固，外邪不侵，内邪不生，何病之有？此非医药家草菅人命者所可以比也。噫！责任哉其为民父母也；凡我同胞患有儿童病者，来舍乞问，所知无不敬告，或来舍互相研究育婴之法者，均受欢迎。

这段文字源于民国时期的一张宣传单页，标题和内容为"推拿小儿专家王嶧山问世，寓青岛胶州路61号永益里，门诊一元，出诊二元，道远另议，贫苦免费"，现收录于李德修中医博物馆。这张宣传单页流传到我手的时候，我反复看了几次里面的内容，感慨很多，古人的智慧就是擅长把看似复杂的事情变得简单、容易解决，这是世世代代人努力的结果。小儿推拿从民间技艺升华到成熟理论，代表作品为《补要袖珍小儿方论》（明·庄应祺编撰），至今已经有400余年的历史，清代徐谦光撰写的《推拿三字经》是小儿推拿从业人员日渐繁多的表现，也是一个儿子对母亲尽孝的表现。因此，传承和发扬小儿推拿，不仅造福于儿童，还是民族自信、中医药文化自信建立的有效手段。

当前，在我的临床接诊中，至少有2/3的孩子，都了解常用穴位的定位和名称，临床老师也不厌其烦地告知家长我们的治疗原理，治疗经过和预期结果，我们的效果并不比现代医学来得慢，那些华而不实的、看似高大上的"糖衣炮弹"也正随着一波又一波的感染不攻自破，越来越多的人愿意相信我们，"信者医之，不信者不医"（扁鹊），"调理之法，不专在医，唯调乳母，节饮食，慎医药，使脾胃无伤，则根本常固矣"（万全）。现代人大都谈理念，但我认为信念才是最重要的，这个世界上"我相信"是最值钱的，无论是求医还是学习，先有了相信，才会有改变。

第二章

如何通过孩子的常见症状判断病情

发热

发热又称为发烧，是儿科常见病之一。在通常情况下，发热的定义为体温超过 37.5℃，但由于孩子的体温调控能力较差，因此年龄越小，体温越高，呼吸越快，囟门隆起的幅度就越明显。腋下的水银温度计测试体温是最准确的，但是操作起来有一定的难度。有一些父母则会选择耳温枪或额温枪测试，较好的耳温枪与实际体温会相差 0.3℃ 以内。

我还见过父母以"孩子反复低烧"为由前来看诊，询问半天，发现孩子并没有明显异常体征，而"反复低烧"的原因，是很多父母听从网上说肛温测量比较准确，所以量体温时测的是孩子的肛温。这种测量方法其实不太建议频繁使用，肛门温度比正常体温偏高，会造成孩子"低烧"的假象，时间久了还会影响孩子的身心健康。

现代医学认为，发热病因分为感染性发热（病毒、细菌、支原体）等和非感染性发热；而中医则认为发热可以分为外感风寒、积食内伤、惊恐发热、阴虚低热、生理性发热等；也可按照发热温度的高低分类（口测法）：低热为37.3～38℃，中等度热为38.1～39℃，高热为39.1～41℃，超高热为41℃以上。

在对待发热时，有些家长频繁服用退热药物（如泰诺林、美林）但效果并不明显，有时孩子还会在服药后4小时，出现复热的情况，这是由于发热的病因没有找对，出现反复发热，是孩子在告知我们，"体内热太盛啦""体内水太少啦""有病原体侵袭我身体啦"等，因此在面对发热时，找到病因比盲目退热更重要。

寻找发热病因时，一定要总结以下几点。

①孩子发热前曾去过什么地方？周围有没有空调或者穿堂风？户外活动时，周围有没有频繁咳嗽或者打喷嚏的孩子？去完公用卫生间后有没有洗手？以此来判断是感染性还是非感染性。

②孩子发热时精神状态怎么样？是否正常吃饭、睡觉、玩耍？如果孩子哭闹严重，要观察嗓子里是否有水疱，频繁抓头发、抓耳朵要预防急性中耳炎。家长可以通过以上症状来判断，孩子大概需要推拿几天才能有效。一般精神状态好的孩子，每天推拿两次，一天就可以痊愈；若孩子哭闹严重，精神状态欠佳，或发热是由疱疹病毒引起的，可能需要推拿 2～3 天才能退热。

③发热后能不能正常出汗？出汗后能不能退烧？通过出汗情况来判断孩子是不是感染风寒 / 风热，两种情况的治疗原则也是不一样的，对于感染风寒的情况，可以采用祛风散寒的穴位，如一窝风、列缺，也可以用药浴包泡脚，打开毛孔，让寒气随着汗液排出体外，同时还需要观察孩子的额头和前发际线是否有汗出来，这个时候保暖很关键。感染风热，就要祛风散热，这时平肝清肺和天河水就是主要穴位，很多孩子如果出了汗还不退烧，大概率是风热引起，也要及时补充水分，注意病后是否出现嗓子沙哑、眼睛发红流泪（急性结膜炎）等症状。

④发热后是否伴随有其他症状，如咳嗽、呕吐、泄泻、腹痛，来判断孩子是不是由于内伤脾胃引起的

发热。

⑤年龄为 9 ～ 18 个月的婴幼儿，应观察其退热后是否有疹子，特别是大腿内侧、面部、前胸和腋下，来判断是否有幼儿急疹的可能。

咳嗽

现代医学认为，在急性支气管炎发作时，伴随着咳嗽作为主要症状，大多是由于各种致病原引起的支气管黏膜炎症，其早期都有"感冒"（上呼吸道感染）的表现，先是打喷嚏、流鼻涕、流泪，继而有干咳、有痰、痰多等症状，在一个疾病周期中出现。但在传统医学中，上述这种症状，仅限于咳嗽（外感咳嗽）的一种。中医认为，"五脏六腑皆令人咳，非独肺也"，在临床工作中，外感咳嗽比内伤咳嗽少很多，也就是说，极少数孩子是单纯由于"感染"或者"着凉"引起，因此在推拿的过程中，既要找准目前咳嗽的诱因，又要耐心询问既往病史和治疗经过，还要迅速判断出孩子的体质以便选择经验效穴。

2021 年春天，我们曾接诊了一个反复咳嗽的 7 岁女孩，初诊时几乎咳声不断，干咳，痰位很深，每一次要咳的时候她都会把身子弯下去，好似要把五脏六腑咳出来一样，面黄肌瘦，个子很高，但瘦得皮包骨头，即使坐在那里一动不动时也一直出汗。妈妈说孩子从小就多汗，所以照护得很仔细，不然一有风吹草动，就会受凉咳嗽，平常观察发现，每次出完汗后，都会咳嗽几声，下午和晚上咳得重。从3岁开始，几乎每一年冬天，都会去妇幼保健院住1个月院。平时大便2～3天一次，大便细软。舌质淡红，苔白厚。

我们取二马、三关二穴清补脾。三关穴推拿5分钟，二马穴推拿15分钟，推拿三天后，妈妈就反映孩子咳嗽的频率变低，出汗也少了。该患儿属于肺脾肾三脏虚弱型咳嗽，推拿时配合度极高。对于这种虚证，第一个治疗阶段，选穴上一般都以扶正气、补肾、健脾为主，气足了才能"动痰"，一般咳嗽最佳穴位是具"平肝清肺"作用的，但此病例却不同，这也就有了主穴、配穴和顺序前后的意义。

曾经有一位爱好者问我：秋季咳嗽真难缠，我"平肝清肺"40分钟，效果都不好，是我手法不得当吗？推拿效果不好的原因有很多（详见中篇第一章），其中最重要的就是选择经验效穴，其次就是每穴时间的配比。秋季主收敛，可以在化痰阶段适量使用宣发肺气的穴位，但长时间使用，让肺气肃降功能不能正常实现，大自然呼吸的清气不能正常归入肾中进行交换，则会出现"肾不纳气"的情况。这就是为什么越来越多的孩子，稍微活动就咳。

如何选择咳嗽的经验效穴，总结为以下几点。

①每天咳嗽的时间：早晨起床？下午3～4点？晚上睡觉之前？或者是具体到凌晨几点钟，还是不定时无规律可循。

②每次咳嗽的持续时间：几秒钟之内能快速咳，刺激性呛咳，一直咳还是偶尔几声咳。

③咳嗽的程度：咳的时候能继续完成手上的事，咳嗽时不得不停下来"认真咳"完了才能继续做别的事。

④其他伴随症：有没有出现呕吐，发热，暂时听力下降等。

鼻塞、流涕、咳嗽

近年来，随着过敏性体质儿童的增多，以"鼻塞""打喷嚏""晨起咳嗽"为主诉的疾病越来越多，通常病期都会持续 1 个月以上。

如何分辨普通感冒、鼻炎还是其他因素引起的疾病？别说是家长了，有时连临床医生都很难区分。过敏性疾病如过敏性鼻炎通常会使用口服孟鲁司特钠、西替利嗪或者是抗组胺类的药，如氯雷他定、盐酸氮卓斯汀鼻喷雾剂等。但此类药物均不可长期使用，耳鼻喉的医生也并不推荐刚开始用药就使用一种以上的药物，对于症状比较严重的患者才会联用。有些药物的副作用是犯困、鼻出血，或是由于过于干燥，引起吸鼻子或鼻周、眼周瘙痒，从而出现"抽动"或是注意力不集中的情况。

"过敏"，在传统医学中并没有这种"诊断"，所以很难从一个中医口中听到"过敏"这个词。记得十年前跟随我姥姥（娄埕女士）看诊，那时只有少量家长会说自己家孩子容易过敏，比如有的吃不了蛋清，有的吃不了蛋黄，反正就是吃不了"全蛋"，不仅孩子不能吃，母乳喂养的妈妈也不能吃，每次准备饭菜时，家长们别提多费劲了。

每一个不能吃"全蛋"的家庭里，都有一个会看配料表的家长，比如小饼干、小蛋糕、乳制品都不能吃，忌口非常严格。当时还"流行"过敏原检查和微量元素检查，动辄小几百，大则好几千，开回来一堆药物，美其名曰"缺啥补啥"，不能让娃娃输在起跑线上。

结合现在的医疗现状，其实给孩子最好的起跑线，就是一个平和体质，原因在前面已经解释过了（详见后文"学会辨别9种体质是防治疾病的关键"）。"过敏"一词，在传统医学中，属于特禀质（I型），对环境和自然的适应能力较差，除喷嚏、鼻塞外，还常见哮喘、风团、咽痒。因此，后面会讲到的治疗咳嗽变应性哮喘（cough variant asthma，CVA）的根本方法，就是调理体质，对抗过敏。

除了特禀质（I型）外，还有可能是由于气虚质（B型）引起的，气虚分为以下三类。

第一类肺气虚：（肺气不足）体表毛孔开合失司，这种类型的患儿经常出汗，还伴有疲惫感，出汗后忽冷忽热容易着凉，可能还会出现手足不温，反复上呼吸道感染，鼻吸声重，甚至有鼻塞，张口呼吸的情况。

第二类肾气虚：肾气不足则不能纳气定喘，因此孩子在跑跳运动、大声哭闹后症状容易加剧，肾不纳气，加之肺气不能正常肃降，一身之气总聚集在上焦，从而出现频繁喷嚏、流鼻涕的情况，通常这种孩子面色白，下眼袋发青发紫，大便 2～3 天一次，质地前干后稀或者是颜色前浅后深，说话通常是声音较小，性格属于比较好相处的类型。

第三类脾气虚（脾失健运）：这类孩子是过敏性体质、患先天性的扁桃体肥大的概率较高，脾气虚也会发展为痰热（F）或者是痰湿（E）体质。在选穴方面需要以健脾化痰为主，长期口咽部的痰液刺激，会导致增殖体肥大，从而形成鼻塞、喷嚏的情况。

认识上述这几类情况，选择经验效穴来治疗鼻塞、喷嚏的范畴就广泛了，哪里虚弱补哪里，哪里不通调哪里。如此细分，更印证了姥姥当时解释的话："为什么用同款东西，你过敏，别人不过敏？那是你体质太弱！"十年过去了，人们生活水平提高了，知识范围也更广泛了，但孩子们的体质反而更差了，过敏性体质的孩子越来越多。我们作为家长是不是应该反思一下？对于预防儿科疾病，日常调护和保健推拿，让孩子体质处于平和状态才是根基。体质好了，在一定程度上就能抵抗外面的病毒和细菌了，即使患病，也能轻松痊愈。

判断鼻塞、喷嚏的病因，可总结为以下几点。

①鼻塞、喷嚏的病程：以周，还是按月为计，保

暖后是否有所缓解。

②每日鼻塞、喷嚏发作的时间：每日不定时，还是早晚比较多。

③鼻塞的程度：是否有口呼吸的情况，可以拿餐巾纸来测试孩子是口呼吸还是鼻呼吸。早上醒来后孩子是否有缺氧的症状或者精神不佳。

④其他伴随症：孩子是不是慢性咳嗽，是否出现反复发热、暂时听力下降、眼周瘙痒、眼部分泌物增多、皮肤瘙痒等症状。

皮肤状态异常、出汗异常

现代医学认为，皮肤是人体最大的一个器官，主要承担着保护身体、排汗、感觉冷热和压力等功能。通过肉眼观察，我们能看到皮肤上有毛孔、有汗毛。需要散热时，汗毛会竖立，毛孔会打开，体内的热通过毛孔排出体外；需要保暖时，毛孔会闭合，汗毛也会紧贴于皮肤，起到温煦的作用。这种表现在孩子身上较为明显，且在临床观察小婴儿的囟门时尤为明显：当小婴儿发热时，囟门隆起，前发际线毛发会竖起来，毛孔处于舒张的状态。老一辈的人会说"小孩头发竖着长，容易长毛病"，这是由于毛孔经常处于打开的状态下，容易感受"风寒暑湿燥热"这六种邪气，从皮毛而入，小婴儿抵抗力较差，若加上保育欠妥，很有可能出现外因和内因相夹杂的病情。因此，皮肤的平常作用，不容忽视。

在传统医学中，肺主皮毛。如果孩子的呼吸道反复感染，势必也会造成屏障功能受损，引起自汗、盗汗的症状。

预防自汗、盗汗，要注意以下几点。

①小婴儿冷暖不知自调，因此越小的孩子需要穿透气性好的衣服。

②在空调屋时，应避免直吹，温差不要太大，特别是在夏秋交替之际。若长时间待在空调房中，再到户外闷热的环境中，更容易感受风热、暑热之邪。暑气多夹湿，导致湿气困脾。若平常喜欢吃水果、喝冷饮，中焦便会冷热交替，形成"炼丹炉"，此时脾失健运，湿邪更盛，继而出现呕吐、泄泻、腹痛的表现，也就是我们平常所说的胃肠型感冒。

③运动后出汗是正常现象，但动辄出汗是元气虚弱的表现，一般我们可以推三关穴300～500次，起

到敛汗的作用；入睡后 15 分钟左右出汗是正常的，睡眠中一直出汗是阴虚盗汗的表现，我们可以用揉二马穴 20 分钟，来补肾阴。但凡出汗，都需要避风。

④由于发热频繁服用退热药，也会使得毛孔开合功能异常，大部分退热剂机理都是通过下丘脑促进皮肤小血管舒张来增加出汗，促进散热。一般机体反应较好的小儿，都会以高热为主，发热可以加强白细胞的吞噬作用，直接妨碍某些微生物的生长，但持续的高热也会使小儿机体消耗增多，出现代谢异常或电解质紊乱，从而出现高热惊厥。滥用退热药物使发热病因呈不典型表现，会延误诊断。

退烧药服用说明书上，写的是"每次服药需要间隔 4～6 小时"，但家长们却理解成了"每 4～6 小时服用一次退热药"，频繁解热使得毛孔只会张开，不会闭合，久而久之出现"汗多"的情况。

案例分享

来诊时患儿体温 38.8℃，鼻涕、眼泪等分泌物增多，眼下红肿，呛咳频作，有游泳洗澡后受凉史，诊为外感发热。

使用高热基础方：顺运八卦，六腑，天河水，平肝清肺推拿一次后，用温热的水泡脚。家长说："孩子第一次没用退热药自己出汗，效果太明显了。"顺运八卦既有发散又有解热的作用，让脏腑内在症状向外走，平肝清肺和天河水用来解表，六腑用来退热，这一组穴位治疗发热仅需 1 ～ 2 次便可解热。

小儿推拿选穴是通过对脏腑进行内在的调理，帮助孩子让毛孔自行开合，并非一味地强制使用神经中枢控温，杀死白细胞，因此退热更彻底，临床效果更明显。

我们还可以通过观察孩子的皮肤干燥湿润情况，来判断孩子体内水分是否充足，是否存在脾虚。湿盛的孩子，会出现湿疹；阴虚的孩子，皮肤干燥或摸之棘手；阳虚的孩子，皮肤缺乏弹性，肌肉没有力量，像泡过的馒头一样；肌张力过高的孩子，骨缝并不明显，所以在点状穴位不太好操作。我们在推拿时，也会通过触摸皮肤来感受孩子的身体情况、体质、耐受程度，从而选择不同的力度来进行推拿操作。

呕吐

小儿的胃呈现水平位，贲门括约肌发育不完善，年龄越小，越容易呕吐。呕吐是小儿脾胃系常见病，也是非常常见的一个症状。呕吐中枢位于第四脑室底，受大脑皮层控制，若一个小儿频繁坐车呕吐、晕车、头痛，应考虑是否为神经性呕吐，有一部分遗传因素。呕吐的原因有很多，大部分是脾胃功能紊乱引起的，比如吃多了伤食吐，吃凉了寒性呕吐，抑或感染了细菌所出现的排异反应，这些会在后面呕吐章节中讲到。

案例一

患儿来诊时刚出生37天，体重只有8斤，妈妈当时的情绪非常焦虑，叙述不清楚病情，感觉随时都会崩溃大哭，非常耽误问诊和治疗进度。患儿出生时体重仅有5斤8两，一直正常吃喝排，体重每天增长的也算正常，但从第21天开始，突然出现喷射性呕吐，起初父母以为是月嫂猛地喂多了，但这种情况一直持续了一周多，孩子体重不长反降，而且大小便也减少了，囟门凹陷，脱水明显，每天都昏昏沉沉的，也不知道是昏睡还是体力透支。

经过一系列检查，患儿被确诊为先天性肥厚性幽门狭窄，需要做微创手术。一家人围着孩子手忙脚乱，爸爸不太会抱孩子，只能在一旁帮忙；妈妈则时而哭泣时而发脾气；只有奶奶还算镇定，她用头高脚低的方式抱着孩子。我轻轻拉起孩子的手，注意到他瘦弱的手上几乎没有多余的肉。我给孩子推拿清胃、板门、大四横纹，上下午各一次。其间还给孩子喂了 3 次食物，包括 20 ～ 30ml 的奶和 5 ～ 10ml 口服补液。孩子没有呕吐，还排尿两次。看到孩子的症状有所缓解，家长的心安稳了不少。

临到下班时间，家长又开始焦虑："晚上回家再吐怎么办？""晚上还照着这个量喂吗？"我一一解答完之后，他们打车回家了，不承想孩子在车上又吐了。妈妈来电话咨询时，我斩钉截铁地说："你们也别回家了，去医院补液吧，孩子现在肯定脱水了。"随后孩子去医院做了手术，当时正值疫情期间，医院管控也非常严格，后来听爸爸描述手术经过时，我们都为这个小朋友感到痛心。

先天性肥厚性幽门狭窄，表现为出生后第二、三周吐乳明显，多呈持续性、渐进性、喷射性，二便量减少，消瘦，常伴随脱水。已有营养不良或脱水者，应先补液，再进行手术治疗，新生儿时期特殊情况比较多，若处理不当很容易影响日后的发育，因此不能按照普通呕吐来进行治疗。

案例二

患儿两岁半，中午午睡时从床上掉下来，摔到了头。当时姥爷在家，看孩子可能是睡蒙了，因此也没在意，安抚孩子后自己又睡过去了，但5个小时后，大概是用完晚餐后的时间，孩子出现了喷射性呕吐，意识不清晰的症状，这时老人才跟父母提起孩子下午摔到脑袋一事，由于妈妈略懂中医，也参加过我们的学习班，知道孩子要是睡觉摔了必须让他哭出来，不能马上入睡，否则容易"受惊"或引起"癫痫"发作，于是带着孩子就往妇幼医院跑，颅脑CT检查脑电图异常放电，确诊为癫痫，时有癫痫小发作，服用开浦兰控制，半年后发现孩子肝肾功能都有损害，来我院推拿治疗，逐减药量，再无癫痫发作。

孩子如果突然呕吐，一定要引起重视，观察是否有以下情况。

①此次呕吐前，是否有吃坏东西，或者吃多了？

②呕吐物是不消化的食物残渣？是乳汁，还是胆汁？气味如何？

③是否由于呕吐导致大便量减少？以便判断是否有肠梗阻。若呕吐多日不愈，应该询问是否有外伤或者受惊史，精神状态如何？

④呕吐物有胆汁或秽粪，表明十二指肠以下有梗阻，需及时去医院排查，以免延误病情。

腹痛

近年来，腹痛的孩子越来越多了，现代医学认为，腹痛可以分为三大类：腹内脏器质性病变，炎症感染，如阑尾炎、肠系膜淋巴结炎、痢疾；梗阻类疾病，如肠套叠、先天性肠闭锁、胆道蛔虫；胃肠功能紊乱，如肠胀气、喂养不当。腹外疾病伴随腹痛，以胃肠功能紊乱为主。小月龄的孩子仅表现为不定时哭闹，床上打滚，夜卧不宁，大一些的孩子则会用手指指向脐周，或者是身体蜷缩。因此在腹痛的诊断和排查中，家长和医师都应反复观察孩子是否有以上情况。

临床中气郁（气滞）腹痛和虚寒腹痛比较多，这个可以通过观察孩子的脾气性格来加以判断。气郁腹痛的孩子性情急躁，需要家长不断满足他的要求和情绪，若不满足，就会撒泼打滚，蛮不讲理，久而久之气团凝滞在腹部，一有情绪波动则出现腹痛。这类孩子还会跪睡，通过跪睡来增加腹腔压力，从而减轻腹痛带来的胀满感。这一类孩子通常胃口不好，吃得不多，但肚子还是鼓鼓硬硬的，从侧面看起来腹部隆起明显，四肢不胖，好似一个海马，我们可以用一些行气的穴位，如平肝穴、大四横纹来缓解腹痛。虚寒腹痛的孩子温文尔雅，颇有前面说的阳虚体质的表现，腹部软绵绵的，喜欢温暖的手来按抚，大便 2 ～ 3 天一次，偏细，平素有好食瓜果生冷或好饮果汁酸奶的习惯，我们可以用一些温暖下元的穴位治疗进行缓解，温中行气的穴位如二马穴、外劳宫穴。

第三章

如何通过日常观察预防孩子的身体疾病

观察大便

4岁以前的孩子，父母都可以通过观察其大便来判断他近期身体内在的情况。在中医四诊中，二便情况是一定要进行询问的，年龄越小，询问得应当越仔细。在观察大便时，应该按照四个方面：次、色、量、形。

次——通过频次调整饮食

需要记录孩子的排便次数，是一天几次，或是几天一次？婴儿期一天1～2次为宜，幼儿期一般一天一次，其实很多幼儿做不到每日一次，因此我们需要在孩子的饮食结构上进行调整：让孩子多食蔬菜或者是富含膳食纤维的食物，在辅食喂养时不要过于精细，要营养均衡，脂肪类、淀粉类、膳食纤维类的食物都要有，不能由于孩子偏食、挑食，只给他们吃某一类食物，这样很容易引起消化不良。

我见过很多家长由于孩子不爱吃绿叶菜，每天都打果蔬汁，一开始感觉效果不错，喝上果汁就能正常排便，但坚持一阵后，孩子即便喝了果汁也会便秘，那是过于精细的喂养，导致孩子的胃肠道功能不全引起的。人类在吃东西的时候，依靠口腔内肌肉和牙齿进行咀嚼，这个过程可以锻炼舌体肌肉，除此之外还有一个重要的作用，那就是使口腔中的唾液淀粉酶充分包裹在食物上，这样食物进到胃、肠道中消化和吸收时，才会减轻负担，若孩子吃饭时狼吞虎咽、饮食精细或是随汤吃饭，则会导致消化不良，出现在大便中有不消化的食物残渣的情况。孩子细嚼慢咽，慢慢吃，父母不要催，才有助于消化和吸收。

色——不同色反映胃肠道功能

新生儿胎粪为墨汁色或墨绿色，除这个时期外，再出现墨绿色大便，便要考虑是菠菜、动物内脏、铁剂等含铁类食物吃得过多，还是孩子的上消化道出血导致。若孩子受凉，胎粪通常伴随泡沫，这是胆汁进入消化道所导致。有时孩子大便颜色发红，要考虑是否吃了西瓜、红心火龙果、圣女果，除此之外还可能是肛裂、肠道出血所致。陶土色大便预示着孩子的肝功能受阻，或是胆囊疾病，胆汁排出受限所致，应及时就医。除此之外，婴幼儿的大便应当以金黄色为佳，黄褐色为次佳，颜色越深，预示着胃肠道吸收和蠕动越慢。

量——习惯体质都要注意

量很难用语言和文字来形容，通常来说，每次大便的量不能太少。有些孩子贪玩，排出一点后就想结束，家长应该耐心指导和陪伴，不要催促，让孩子养成良好的排便习惯很重要。如果孩子总是想排便，但量不多，大便形状偏细，说明气虚无法正常推动大便，抑或孩子排气时也会带大便出来，肯定是异常情况，应考虑是脾虚、固摄无力所致。

形——判断便秘或腹泻

香蕉状，表面无裂痕或少有裂痕，此处分享给家长一个"布里斯托大便分类法"，来判断孩子是便秘还是腹泻。

布里斯托大便分类法

		便秘
1.坚果状便便	⬤⬤⬤⬤	硬邦邦的小块状，像兔子的便便
2.干硬状便便	〰️	质地较硬，多个小块黏着在一起，呈香肠状
3.有褶皱的便便	〰️	表面布满裂痕，呈香肠状
4.香蕉状便便	〰️	质地较软，表面光滑，呈香蕉状 正常
5.软便便	▨▨	质地柔软的半固体，小块的边缘呈不平滑状
6.略有形状的便便	▨	无固定外形的粥状
7.水状的便便	◌	水状，完全是不含固态物的液体 腹泻

从临床观察来看，便秘主要分为两类：一类是缺水型，这种一般是由于水、蔬菜摄入较少，导致体内津液不足或者是体内内热过剩，不断灼烧津液所致，

这种情况孩子一般手足心热，容易口渴、烦躁、多动，专注力较差；另一类是气虚型，这种情况孩子一般体内不缺水，大便前干后稀或者是裂纹不均，多是由于本身气虚、脏腑气机升降减弱，加之户外运动减少所导致，这类孩子通常居家时间多，户外运动少，大肠缺乏蠕动，消化酶分泌不足，内在脏腑和外在运动无法联动，从而形成了顽固性便秘。

因此，想要治疗顽固型便秘，就必须增加户外活动时间来外调。小儿推拿是通过助气行气来内调，加上家长改善饮食结构，可以让孩子养成良好的排便习惯。大家齐心协力，才能达到一致目的。

观察睡眠

孩子的睡眠质量常常决定着全家人的幸福和谐。我曾见到一个妈妈两眼布满血丝，眼窝都要凹陷下去了，带着一个 7 个月大的孩子来诊，妈妈说孩子每晚都起来 4～5 次，几乎是 1.5 个小时醒一次，母乳喂养，孩子一醒必须马上哺乳，否则哭得全家都没法睡。妈妈晚上睡不好，索性搂着孩子一口气睡到 9 点，等保姆来了再起床。于是孩子的辅食添加也乱了套，一哭一闹就哺乳，辅食不爱吃，脾的吸收和运化无源，生长发育曲线也就变得平缓。

我第一个建议就是，让妈妈和孩子分开睡，睡前奶要吃饱，但考虑大部分妈妈在母乳喂养的时候没办法定量，因此可以考虑混合喂养或者将乳汁挤出，进行反馈式喂养，将每日奶量精准计算和记录，这样孩子是否能吃饱便有了依据。孩子频繁起夜，不是"恋奶"就是饿，需要狠下心来再逐一排查。

在睡眠质量和纯母乳喂养之间，我认为睡眠质量更重要，这是影响脑发育和体格发育的重要指标之一。年龄稍大的孩子也需要养成晚上早睡，早上早起的习惯，现在越来越多的孩子熬到半夜都不睡觉，仍处于亢奋状态之中，家长俗称"熬鹰"，这可能是由于早晨起得较晚，下午睡得就晚，下午起得就晚，晚上睡得就晚，形成恶性循环。解决此类问题的方法，就是让孩子早上早起，作息时间都往前提，这样纵使孩子中午不午睡，晚上也会早早上床，一天不行就一周，一周不行就一个月，慢慢养成良好的生物钟，入园后避免早晨不起，晚上不睡的情况。

家长们在观察并调理孩子的睡眠情况时，可以从以下几个方面入手。

①小儿睡眠以安静为佳，年龄越小，睡眠时间越长，需要提前营造良好的睡眠环境，如关灯、手机静音，其他人说话声音变低等。

②若睡眠不宁，满床打滚，或喜欢趴着睡觉，多为气血失和、胃弱食积，可以清补脾。

③晚上睡觉时要开小灯，容易害怕恐惧的多为心经失养，心神不宁，可以捣小天心。

④寐不安宁，突然啼哭，多为心火内亢，可以清天河水。

⑤睡中惊惕，梦中呓语，打人说梦话，多为肝旺扰神，或晚餐吃得太多、太晚或太腻，可以清胃或平肝。

⑥睡中露睛，多为久病脾虚，可以补脾。

⑦睡中磨牙，多为胃气不和、肝火内盛，可以清胃或平肝。

观察出汗

之前在"皮肤状态异常"一部分中，介绍过皮毛对于人体的屏障和保护作用。出汗是重要的代谢方式，婴幼儿新陈代谢旺盛，热量较多，加上小儿活泼好动，所以出汗要比成人多。我们带领孩子在商场里面玩耍时，能明显感知到小朋友多的区域温度偏高。在身高、体重都达标的前提下，运动后或由于气温炎热，微微出汗，一般汗珠如雾露般，分布在前额、前发际线处，并且在稍事休息后能迅速止汗，属于正常的表现。传统医学中有两种汗证，分别是"阴虚盗汗"和"表虚自汗"，此属病态。我们在后面常见疾病中会讲到推拿方法，此外，若肥胖儿童频频出汗、面色发白，需注意是否心肺功能疾病。

观察啼哭

家长最担心的事就是孩子哭了，孩子的哭声好像有一种魔力，能瞬间让家长后背出汗、四肢发麻、焦头烂额，像"紧箍咒"一样。越小的婴儿越会通过哭闹来表达自己的要求，如饿了、热了、尿了、拉了、困了等。

我们给 1 岁以内的小婴儿做推拿时，也会由于其不配合而展开拉锯战，站着推、走着推、来回溜达着推，"顺其心意"变成了我们解读孩子的主要功力。胎儿在妈妈肚子里时，肺脏是不参与呼吸工作的，因此出生时需要啼哭来宣通肺气，适当的啼哭可以提高肺活量，起到锻炼的作用。记得姥姥之前总说的一句话"哭吧哭吧，这是在锻炼身体，哭声洪亮，说明这孩子气足，没事"。

现在回想起来，人类在生长发育的时候，前期往往只能通过大肢体运动比如翻、滚、爬来锻炼身体和感知世界，到了八个月之后才能慢慢站起来，四肢并进，能内在锻炼到脏腑气机的只有哭。哭声洪亮，气沉丹田，那这个孩子多半中气比较足，体格较好。若孩子哭声绵绵、哼哼唧唧，那多半气虚或者身体不适。就像大人唱歌一样，每个人都会唱歌，但不是每个人都能当歌手，歌唱家除练声之外，还要健身，保持气机流畅，能开大型演唱会的歌手，气一定比平常人足，这是一个道理。

生理性啼哭

生理性啼哭可以在解除孩子不适后缓解，如饥饿哭吵常见于3个月内，因母乳不足（婴儿在喂奶后仍哭）、鼻塞不能吸乳、乳头凹陷、奶粉过分稀释引起，哭吵间歇可见婴儿吮指、啃拳的动作。长期喂养不足者尚能见到量少、青绿色的饥饿性大便。

婴儿因睡眠不足、被噪声惊醒后常哭闹不停，过分疲倦时在入睡前也多哭闹。在临床观察中，发现婴儿明明已经频繁揉眼、睡眼惺忪了，旁边的家长还一味地制造噪声，这会使婴儿不耐烦，引起啼哭。

病理性啼哭

病理性啼哭可有发热哭声异于平常，尖锐，嘶哑，惊恐状或突发性剧哭等情况，喂奶或抱起，亲昵走动后哭闹不止，同时均伴有其他症状或体征，需家长耐心回忆哭闹的促发因素，可以从以下几个方面入手。

①哭闹发生在夜间、无热的，应考虑婴儿肠胀气（上半夜）；或白天玩耍兴奋过头，同时伴随遗尿；突然惊醒考虑是受惊吓，见到陌生人啼哭考虑是胆气不足。

②不愿转头或动头即哭，伴随发热应考虑脑膜炎或是急性中耳炎。

③喂奶或进食时哭闹，应考虑鼻塞、咽部疾病

（疱疹性咽峡炎等）、溃疡性口腔炎等。

④大便时哭闹，应考虑肛裂、便秘或是腹痛。

⑤小便时哭闹，应考虑尿道口炎、膀胱炎或是尿路感染，小女孩偏多。

观察舌头

舌苔是胃气的象征，舌体反映了体质，通过日常观察舌苔，可以了解孩子近期脾运化和吸收、胃受纳和腐熟、肠传化糟粕的情况。脏腑与脏腑之间协同合作，则孩子身体健康；若某个脏腑罢工，整个身体则会出现停摆状态。

因此，古代皇室定期请平安脉，即使无疾时也需要太医诊脉，根据个人体质不同开食补药补良方，以达到强身健体的目的，这与我们定期观察孩子舌苔调整穴位有异曲同工之妙。3岁以后取"寸口脉"，3岁以内则用舌诊代替脉诊，这是由小儿生理特点所决定的，若出现舌诊（脉诊）与症状相违背时，需要"舍脉从症"，这是小儿病理特点所决定的。家长可以通过以下几个方面，来观察孩子的舌苔情况，预判疾病。

察舌要观察舌体、舌质和舌苔三个方面。正常小儿舌体柔软、淡红润泽、伸缩自如，舌面有干湿适中的薄苔，小儿舌质较成人红嫩。初生儿舌红无苔和哺乳婴儿的乳白苔，均属正常舌象。观察舌体、舌质、舌苔三方面的变化，综合分析，能给临床疾病辨证提供重要的依据。

观察舌体

舌体胖嫩，舌边齿痕显著，多为脾肾气虚，或有水饮痰湿内停；舌体肿大，色泽青紫，可见于气血瘀滞；舌体强硬，多为热盛伤津；急性热病中出现舌体短缩，舌干绛者，则为热甚津伤，经脉失养。舌体肿大，板硬麻木，转动不灵，甚则肿塞满口，称为木舌，由于心脾积热，火热循经上行所致；舌下红肿突起，形如小舌，称为重舌，属心脾火炽，上冲舌本所致；舌体转动伸缩不灵，不能完全伸出唇外，张口时舌尖不能抵达上颚，称为连舌，因舌系带过短、牵连舌尖所致等。

观察舌质

正常舌质为淡红。舌质淡白为气血虚弱，兼唇白者多为血虚；舌质红绛在杂病中多为阴虚火旺，在温热病中提示邪热入营入血；舌质紫暗或紫红，多为气血瘀滞；舌起粗大红刺，状如草莓者，常见于丹痧（猩红热）、皮肤黏膜淋巴结综合征。

观察舌苔

舌苔薄白为正常或寒证；苔黄为热证；苔白腻为寒湿内滞或有寒痰食积；若黄腻为湿热内蕴，或乳食积滞化热；舌苔花剥，边缘清楚，状如地图，时消时现，经久不愈，称为地图舌（花剥苔），多为胃之气阴不足所致；热性病见剥苔，多为阴伤津亏；若舌苔厚腻垢浊不化，称为霉酱苔，伴便秘腹胀者，为宿食内积，中焦气机阻滞。

当出现异常苔色时，还要注意是否系染苔所致，应询问是否吃过某种有色食物或药品，如吃橄榄、乌梅、铁剂等可使苔色染黑，服青黛可使苔色染青，喝牛奶、豆浆可使苔色染白，吃橘子、橙汁、蛋黄、中药汤剂可使苔色染黄，吃有色糖果或药物可染成相应颜色。染苔颜色比较鲜艳而浮浅不匀，与因疾病造成的舌苔变化不同，要注意鉴别。

小儿推拿实用操作手法

第 四 章
小儿推拿前要了解的注意事项

不适合小儿推拿的情况

提到小儿推拿，很多人的认知还局限于感冒、发烧、拉肚子等简单的病症治疗，其实小儿推拿是中医外治法的一种，有些人擅长开药方，有些人擅长针灸，而小儿推拿则是"以手代针""以穴代药"来帮助孩子解除内科病症。

在学习小儿推拿之时，认识常见病是最为基础的知识，除此之外还要了解西医医理、西药、婴幼儿保育、幼儿教育、幼儿心理。在日常工作中，推拿老师们更要拿出百倍耐心来对待孩子，多站在孩子的角度考虑问题，做孩子们的大朋友。

我时常跟我的学员讲，学习小儿推拿并不是告诉你什么病能治，而是什么病不能治。简单来说，《中医儿科学》中所有的病症，都有理、法、方、药，小儿推拿的流程和思路亦是如此。只要有治疗原则，就一定能选穴处方。因此疗效是否显著，就要根据临床经验来选择最佳穴位，选不准穴就是在做"无用功"，白费力气。以下三种情况，不建议家长选择推拿。

1. 过度用药、重复就医

用药就是用药，推拿就是推拿，在治疗期间只能听从一个医生的指挥，千万不要觉得效果会相辅相成。有很多家长四处看诊，百度求医，开了一堆药轮番给孩子喝，但凡能仔细阅读一下说明书，都会发现有些药物是重复的，有些药物是违背的。这种情况孩子一定会出现药物代谢紊乱，本来一个相对简单的病，可能由于过度用药导致病期变长。遇到这种情况，建议孩子彻底停药后，再用推拿疗法顾护正气，但不是每一个推拿师都有魄力，也不是每一个家长都有耐心，去做病后调护。若选穴不当，会将体质虚弱或用药过度孩子疾病的"伏根"引发出来，这就是为什么有时孩子本来不发热，推拿后反而发热了，在这时审时度势特别重要，学会正确用药和推拿。

2. 过度焦虑

有一个 40 天的小婴儿，发热 40℃，服用退热药无果，去医院灌肠后热退，但肚子一直不舒服，睡觉也不踏实，每日腹泻 7 次左右，脸上有湿疹，身体时有抽拉感，肌张力偏高。微微咳嗽，睡觉时嗓子感觉有痰，考虑是先天性喉软骨发育不良，来诊时便一遍遍对其进行喂养指导和教育，这么小的孩子发热，一定先从家长自身找找原因，但家人不以为然，还在问孩子一直拉肚子，吃点什么能补补，快点好起来？

问：你们家很喜欢食疗吗？

答：也不是，就是每天都吃海参、燕窝还有各种营养品。

问：你不考虑孩子能否吸收吗？发热有没有可能是营养过剩，无法代谢引起的？

答：不是，已经这么吃了很久了一直没事。

问：上次发热医院怎么诊断的？是病毒还是细菌？

答：不是，都正常，听了听，说是支气管炎。

问：有没有可能是乳汁不够清和，加上喉软骨发育不好，导致孩子咳嗽、发热呢？

答：不是，就是支气管炎。

然后我便不再多问，低头开始专心进行推拿工作。推拿两次后，孩子精神状态明显好转，能睡很久，腹胀减轻，大便也比之前次数少，但晚上还是会在哺乳后，嗓子有痰。第四天，家长选择带孩子去医院，告诉门诊医生他家孩子要来按照支气管炎治疗，而不是脾胃不和来治疗，后续的治疗过程便不得而知了。

西医的咳嗽叫支气管炎，药物治疗比较单一；中医的咳嗽范围很广，有内因有外因，还有体质因素，这些在前面症状学中已经阐释过了。过早、频繁地使用抗生素容易引起耐药，应遵医嘱进行治疗。

3. 缺乏信任

推拿师多少会有些"气力"和"功夫"在，这也就是为什么我们每天接触临床，但很少会被传染的原因，一个本身正气不足、功夫不到的人，推拿效果也会大打折扣。若一个人对此信都不信，那大可不必消耗自己。因此，这本书最适合家长学习，学习推拿的时间有些长，但效果很好，成人也依然奏效，在面对自己的亲朋好友生病时，可发挥自己所长为其缓解病痛。有的家长推到肩膀痛，有的手腕痛，多多少少都是有所消耗的，因此需要系统地认真学习，勤学好问，对待知识要尊重和敬畏，对待不明白的事情要保持求知的欲望，通过学习来掌握一定的方法再进行操作。以下疾病，不建议自行尝试。

（1）某些急性传染病，如水痘、肝炎、肺结核等。

（2）某种恶性肿瘤的局部。

（3）出血性疾病及正在出血和内出血的部位。

（4）骨结核和关节结核与化脓性关节炎。

（5）烧伤、烫伤、皮肤破损部位。

（6）各种皮肤病患处。

（7）骨折早期和瘫痪初期。

（8）极度虚弱的危重病和严重的心脏、肝、肾疾病。

（9）诊断不明，不知其改善原则的疾病。

推拿前这样准备，宝宝更配合

对于初次接触推拿的小朋友，我们应该悉心引导或进行物质上的奖励，"三字经流派小儿推拿手法"轻柔舒适，不会产生疼痛和刺激，家长们大可放心。无法坐立的小朋友可以选择躺在妈妈怀里，露出左手，或者是平躺在床上，放一些轻柔的音乐；稍大一些的孩子可以坐在餐椅里面，将平常爱玩的玩具、爱看的书籍摆在桌面上，一只手可以玩玩具、翻书，对另外一只手进行推拿。再配合一点的孩子，可以对其两只手一起推，爸爸妈妈一起参与进来，一人一个穴位，这样可以节省推拿时长。

我们不主张孩子在推拿过程中一直看电子产品，在推拿时，可以准备数独、成语接龙、一百以内的加减法、脑筋急转弯等游戏；给小一点的孩子推拿时，还可以准备几首拿手好歌，唱给他们听。我们有多年工作经验的推拿老师，还会定期进行手臂按摩和指甲保养，这样在为小朋友做推拿时，不会因为推拿师手指过于粗糙、笨重或凉而给小朋友带来恐惧。以上操作细节，家长在家给孩子进行推拿操作时同理。

第 五 章
小儿推拿手法操作要领

　　三字经派的推拿手法简单易学，常用手法只有八种。手法的好坏直接影响治疗效果，如手法不行，就不能达到在体表推拿而体内有感应的"外呼内应"的效果。要做到"一旦临症，机触于外，巧生于内，手随心转，法从手出"，却非一日之功，需要认真学习和刻苦锻炼。

推法

扫码查看推法视频演示

推法是医者在穴位上用拇指外侧面，或食指、中指、无名指的掌面，按着穴位的皮肤，以固定的幅度和频率向前、向后或来回往复推移，也就是有规律地、轻重均匀地连续直线推动（图 3-1），推的过程要轻而不浮，快而着实，总的要求是"持久、有力、均匀、柔和"。

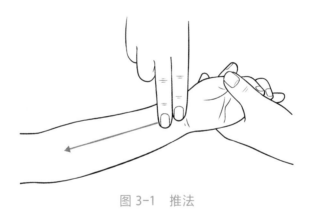

图 3-1　推法

一般情况下，离心的方向为清，向心的方向为补，来回往复为清补。但也有例外，如推天河水一穴，其方向是向心的，但是属于清法。推动的速度要比较快，力量的轻重，要据患者年龄的大小与体质的强弱而定，原则是不使皮肤红肿为度。推拿时，蘸一点滑石细粉，以取滑利。

揉法

扫码查看揉法视频演示

　　医者将手指按在操作的穴位上，不离其处而旋转揉动，一般是用拇指或中食两指的掌面揉之，左揉右揉同数，左揉主升，右揉主降，其作用多偏于补，也含有清补的作用（图3-2）。推法用于线状的穴位，揉法则用于点状的穴位，两者同是三字经派推拿最常用的手法。

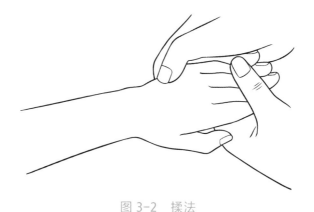

图 3-2　揉法

拿法

扫码查看拿法视频演示

医者使用拇、食两指或并用中指，夹住穴位并用力卡拿（图3-3）。手法要刚中有柔，刚柔相济。该手法是一种强烈刺激的手法，本派推拿专用于列缺穴，有发汗、醒神、激活神经、抑制癫狂的功效，属于专穴专用。

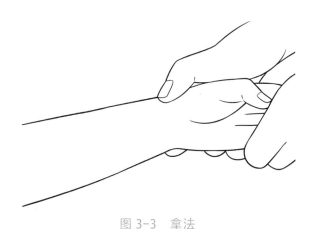

图3-3　拿法

捣法

扫码查看捣法视频演示

医者需要屈中指或无名指，以其手背一面近掌之第一指节在穴位处均匀地捣打（图 3-4）。向离心的方向为下捣，向向心的方向为上捣，向身体左侧的方向为左捣，向身体右侧的方向为右捣。作用于矫筋脉的拘急或偏胜，总的效能是升降与矫正。如果患有急喘、实火、惊悸，也可直捣（直上直下地捣下），有镇降的疗效。李老习惯用拇指、食指、中指联捣，捣小天心，属于专穴专用。

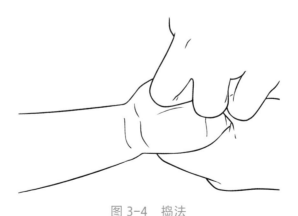

图 3-4　捣法

分法

扫码查看分法视频演示

　　医者用两手大指的外侧同时从穴位处向两旁分推，用于分阴阳疗法[1]，其功效分为寒热、平气血（图 3-5）。

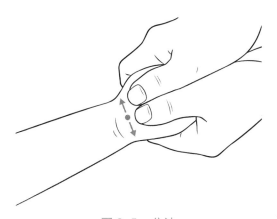

图 3-5　分法

---

[1]　分阴阳疗法在后文有详细介绍。

合法

扫码查看合法视频演示

　　医者同时从穴位两边向穴位处合推，用于合阴阳疗法[1]，能使阴阳相交、气血和谐（图 3-6）。

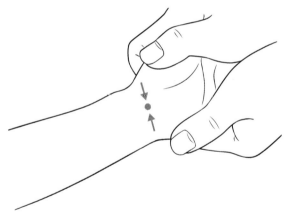

图 3-6　合法

---

[1]　合阴阳疗法在后文有详细介绍。

运法

扫码查看运法视频演示

　　医者用拇指侧面，或者食指、中指、无名指指端掌面，单用或二指并用（治大人亦可三指并用）循穴位向一定方向转圈回环摩动，或作半圈推动，叫作运法（图 3-7）。整圈如运八卦，能开气血食痰火之郁结；半圈如运水入土，运土入水，能调整水火或土的偏胜，总的作用是化郁和调整。

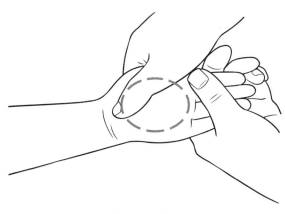

图 3-7　运法

掐法

扫码查看掐法视频演示

医者用拇指指甲掐一定穴位或部位，逐渐用力掐，可持续用力也可间歇用力，有镇惊、醒神、开窍的功效，如掐五指节，掐人中属于专穴专用（图 3-8）。

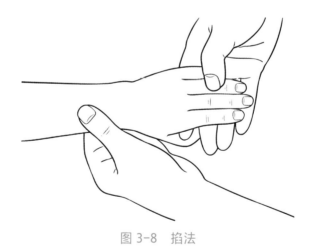

图 3-8　掐法

特殊手法

两穴连推，指的是相近的两个穴位，同时进行推法操作，可以加强穴位功效，又能减少推拿时间，如清脾胃、平肝清肺。

第六章

小儿推拿常用有效穴

要想推拿得效，手法正确和穴位准确都是首要条件。现将诊察所需的穴位及李医师采用得效的穴位，做简要说明。

注意：

1.有的穴位并非针灸学上所说穴位，如阳池穴；有的虽有穴位而无用法的，则存而不论，不征引其他推拿学派的资料。

2.以下穴位，其中有的未曾用过，凡用过得效者都做了说明。

3.李老采穴，惯用左手，不按照男左女右的旧法。

头面部穴位

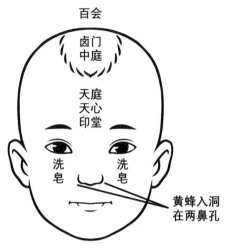

图 3-9 头面部穴位总图

百会

部位：在头顶正中线与两耳尖联线上行交会于头顶中线处是其穴位（图 3-9）。

手法：按、揉。动作要轻柔。

功效：开提阳气，温肾固脱。

主治功效：头痛、脱肛、惊痫。

囟门（又名：囟风、囟会）

部位：

（1）同身寸取穴法：百会前 3 寸，属督脉。

（2）从前发正中引直线上指百会，百会前有凹陷处，是其穴位（图 3-9）。

手法：按、揉。动作要轻柔。

功效：温通阳气，镇惊安神。

主治功效：头痛、鼻塞、惊风。

天庭（又名：神庭、上天心、大天心、天门、三门）

部位：头部正中线，入前发际 0.5 寸，就是该穴位的部位（图 3-9）。

手法：揉、按。动作要轻柔。

功效：清心，镇惊安神。

主治功效：眼病、口眼歪斜。

天心

部位：从眉心至中庭三分之，自中庭下数第二分点，在天庭之下，就是天心穴的部位（图 3-9）。

手法：按、揉。动作要轻柔。

功效：疏风解表，镇静安神。

主治功效：头昏、头痛、眩晕、失眠、鼻窦炎。

印堂（又名眉心、二门）

部位：在两眉之间，中心点（图 3-9）。

功效：疏风清热，明目镇惊。

手法及主治功效：

（1）观察用法：眉心印堂为望色之处，用水洗净以察其色，看出现何色，结合脉象症状，就可以作出诊断。

（2）发散风寒用法：如欲发汗而散风寒，先用大指从印堂推向囟门，小儿二十四数，成人一百二十数（以应二十四气），再拿列缺穴，即可得汗。次用两拇指从印堂分推至太阳太阴，再将两耳下垂尖捻而揉之，又用两手捧头而摇以顺其气。

黄蜂入洞

部位：两鼻孔（图 3-9）。

手法：中食二指抵入患者二鼻孔，左右旋转，这也是个别穴位的个别手法。

功效：发散风寒，宣通鼻窍。

主治功效：外感风寒，可发汗，亦能止汗。

洗皂

部位：鼻翼两旁（图 3-9）。

手法：医者用两手拇指外侧面，在患者鼻之两旁抵鼻旁及连鼻之颜面自上向下推擦，齐鼻头而止，这也是个别手法之一。

功效：发散外邪，宣通肺窍。

主治功效：能调五脏之气，功效同顺运八卦中宣通肺气之理，若感受风寒、风热感冒、鼻塞不通、鼻流浊涕，可使用此穴。

左上肢穴位

一般来说，手心走三条阴经，手背走两条阳经，对应着手心为阴，手背为阳，但是根据《针灸大成》卷十，以及《李德修小儿推拿技法》，均标注阳掌为手心面，阴掌为手背面，本书沿用这一阴掌与阳掌的区分方法。

阳掌（手心）穴位

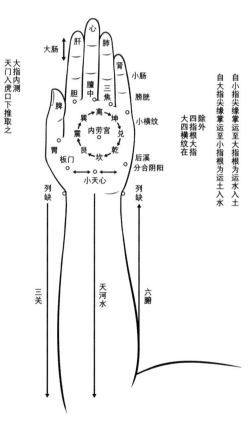

图 3-10　阳掌穴位总图

心穴

部位：中指上节掌面（图 3-11）。

手法：一般用清补法，在中指上节从指端到指节指纹，来回推之，名曰清补心法。

主治功效：身热无汗、高热神昏、烦躁、夜啼。

李老体会：心血亏，可用清补心法来回推。如无虚，不可妄补。如有心火，也不得用清法，而以推天河水代之。

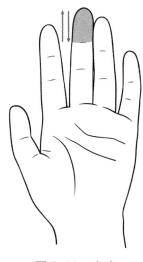

图 3-11　心穴

肝穴

部位：食指上节掌面（图 3-12）。

手法：一般用清法，称为平肝。肝穴的部位在食指上节掌面，其清法是从食指根起一直推到指端，其补法是从指端推到指根。肝主升，补法亦为升，因此非肝极虚不能妄用补法。

主治功效：肝为将军之官，宜平而不宜补。肾水能生肝木，补肾水即所以养肝。如山根见青色，为肝有风热，先辨其虚实，实者用平肝法，虚者用补肾法。又平肝清肺，推天河水，三穴配合以清之，即使是麻疹发热，也可应用。因为三穴配合同时也有表散的力量，可以助疹外透，并能制止发热上冲，且可防止并发肺炎。如已发生肺炎，这三个穴也仍然是对症的。又：肝气郁结、神志抑郁，也可以专用平肝法，功效同于方剂的"逍遥散"。遇肝虚欲脱，方可酌用直接的补法。

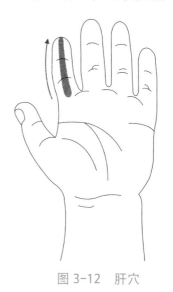

图 3-12　肝穴

脾穴

部位：大指上节外侧为脾穴（图 3-13）。大指的指端第一节为本穴，下节外侧就属胃了。推拿时要大指内屈，为的是推时不至连及第二节胃穴。但在临床操作过程中，并未将两节严格分开，推脾穴时不用屈指，往往连及下节，疗效是一样的。

手法：屈指向心推之为补（不屈亦可），直指离心之为清，来回推之为清补。

主治功效：

（1）脾虚作泻，先清补大肠以止泻。然后清补脾以加强消化健运。大便燥结伸拇指向外推之，以泻其火，再用泻大肠法，燥结可愈，后用补肾法以善其后。

（2）脱肛者，先补脾土以生肺金，然后揉二马穴（见阴掌穴位）以治肾寒，再补肾水以生肝木，使木安而不克土，最后清补大肠，以加强大肠之功能，必愈。

（3）喘嗽虚证，为肺、脾、肾皆虚，先揉二马穴以补肾中水火，次清肺以清热平气逆，最后补脾土以生肺金。

（4）心脾火盛，口舌生疮，手热身热，先推天河水，然后清补脾。

（5）唇裂肿痛，口外生疮，上眼皮肿，皆属脾火，也有因感寒而肿的，一律用清补脾法通治。

（6）脾主四肢，又主肌肉，如瘫痪无热及软骨症等，皆可多用补脾法为治。

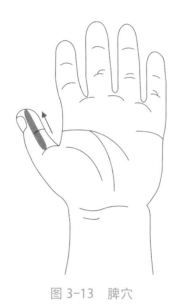

图 3-13　脾穴

肺穴

部位：无名指上节掌面（图 3-14）。

手法：穴位在无名指上节掌面，清法从无名指指根处推到指端，补法从无名指指端推到指根，但补法少用。

主治功效：清肺法常与平肝、推天河水配合应用，以退热，治肺炎、肺热、透发麻疹，都用这三个穴。

肺非极虚不宜妄补，补则呼吸满闷。如欲补肺，可用补脾法培土生金以代之。

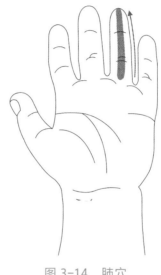

图 3-14　肺穴

肾穴

部位：小指上节掌面（图 3-15）。

手法：从小指端推到指根连掌处为补法，一般不用清法。

主治功效：肾水不足，虚火上炎，非一般清热法所能降，必须用补肾法以滋肾水，则虚火自退。

肝不宜补，肝虚者，用补肾法生肾水以养肝，即所谓补肝。

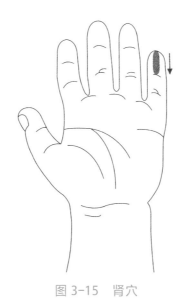

图 3-15　肾穴

小肠、膀胱穴

部位：小指外侧，从指根到指端（图 3-16）。小肠穴当在上节，膀胱穴当在下节，因两穴皆利小便，故不需截然分开。

手法：小指外侧从指根推到指端为清，来回推为清补，不用补法。

主治功效：膀胱气化不行，则小便不利，须用清法以化郁行气，如因肾虚可加补肾及揉二马穴，以补肾中水火。小肠能泌别水液清浊，用清补法，可以利水道而通小便。

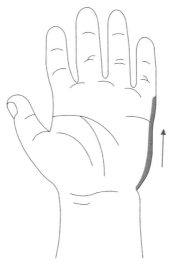

图 3-16　小肠穴、膀胱穴

胃穴

部位："霍乱病，暑秋伤，若止吐，清胃良，大指根，震艮连，黄白皮，真穴详。"其意当指穴位非在运八卦之震艮卦处，而在鱼际自肉边缘白皮与掌背黄皮交界处偏向内侧（图 3-17）。

手法：自鱼际外缘黄白皮交界处，从腕部掌边高骨起，离心推至大指根或至大指第二节皆可，此为清法；反之则为补法。清之则气下降，补之则气上升。因胃气以下行为顺，故此穴位一般用清法。

主治功效：清胃热，降胃气，一般呕吐皆可用之。胃气下降而不上逆，呕吐可愈，麻疹兼呕吐的，也可用清胃法。

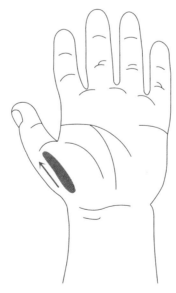

图 3-17　胃穴

板门穴

部位：掌面大指下大鱼际正中稍偏下处，稍低于坎宫，从虎口到腕横纹画一直线，在线中点取穴，以指点之，觉有物如筋头，大如小豆粒，重按之则酸麻，这就是板门的部位（图 3–18）。

手法：以指点住筋头状物，左右旋揉同数。

主治功效：阴阳霍乱，上吐下泻，揉至三万，病去如失。脾胃虚吐泻皆可揉此，并可开胃进食。

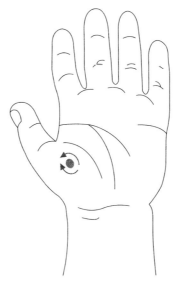

图 3-18　板门穴

大肠穴

部位：食指外侧上节，穴如豆粒（图 3-19）。

手法：在食指外侧，向指尖方向推为清，不必拘于上节，向虎口方向推为补，来回推为清补，一般不专用补法。

主治功效：补则气升，清则气降，清补则和血顺气。泄泻痢疾，用清补法，多推此一穴可愈。此穴的主要作用可以利小便，调大便，如用清法，可治大便燥结。

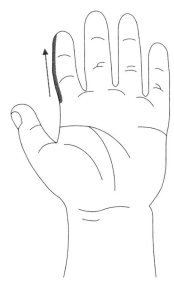

图 3-19 大肠穴

胆穴

部位：在食指下节掌面（图 3–20）。

手法及主治功效：一般不专用，平肝时连同此穴一并推之。

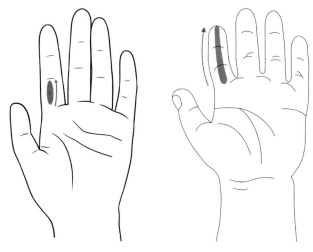

图 3–20　胆穴平肝

膻中穴

部位：在中指下节掌面（图3–21），未见李医师应用。

手法及主治功效：一般不专用，欲清心火用天河水代替。

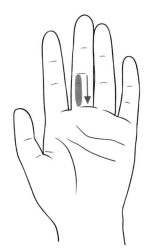

图 3-21　膻中穴

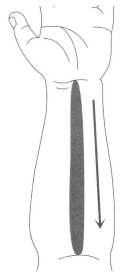

清天河水

三焦穴

部位：无名指下节掌面（图 3-22）。

手法及主治功效： 不专用，清肺时连同此穴一并推之。

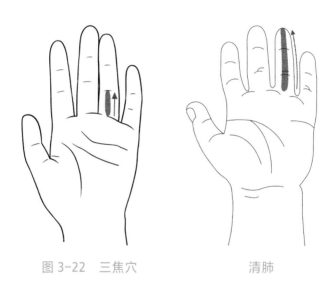

图 3-22　三焦穴　　　　　　清肺

大四横纹

部位：食指、中指、无名指、小指根连掌之横纹正中，即五经穴除去大指根纹（图 3-23）。

手法及主治功效： 来回推之，开脏腑寒火，治腹胀。

揉之，能和气血，功用同五经穴。

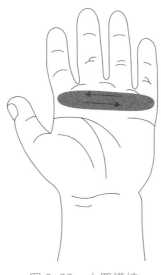

图 3-23　大四横纹

小天心

部位：在掌心下部，运八卦之坎宫部位，即在掌中心从腕横纹起到指根之横纹四分之，从腕横纹数第一分点，左、右两边凸肉之间凹处为小天心穴（图 3-24）。

手法：用捣法，上下左右捣或直捣。

主治功效：

（1）眼睛向上下左右翻或向两边斜，治疗时向相反方向捣小天心以纠正之，如左斜向右捣，上翻向下捣，得纠正即止，不可过捣。

（2）风热上冲头目、高血压、角弓反张，用下捣法。

（3）有前仆而不后仰之症（旧俗名"磕头风"），可用上捣法。

（4）急喘实火，则用直捣法。

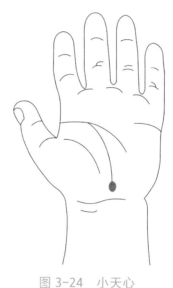

图 3-24　小天心

小横纹

部位：小指下节与掌相连之纹下有一横纹，穴在纹中偏外处（图3-25）。

手法：揉之，左右同数。

主治功效：喘嗽（气管炎）、肺炎、积滞、口疮。

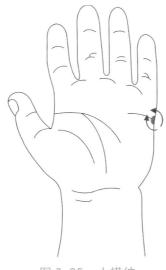

图3-25　小横纹

后溪穴

部位：从小横纹起缘掌边引弧线至近坎宫处（图 3-26）。

手法：从小横纹下推至近坎宫处。

主治功效：开胸利膈顺气。

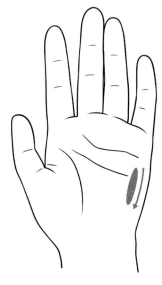

图 3-26　后溪穴

八卦

部位：掌中围绕掌心内劳宫穴一周，缘掌心凹下处及掌边高起之边缘，按乾坎艮震巽离坤兑八卦分布，此一环状，即为穴位所在（图 3-27）。

手法：用运法，即将全圈自乾宫起至兑宫止，周而复始，旋转摩擦之，但离宫属心膻中，不宜刺激发动，故运至离宫处下按宜轻，或用医者左手大指微掩其处而运之。

主治功效：五脏之气不调而胸膈作闷、痰火郁结、喘嗽交作、小儿百日咳等，都可用运八卦法，以宽胸利膈，开郁降气，且能助气调气，加强中气的运化力量，并能消痞化积。

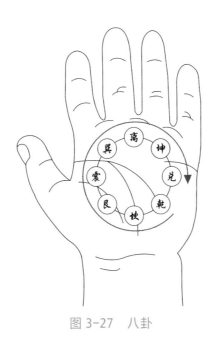

图 3-27　八卦

内劳宫

部位：此穴属心，能清心火（图 3-28）。

手法：揉法。

主治功效：不专用，清心火，心悸，镇静安神以推天河水代之。

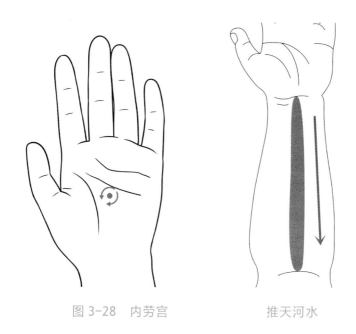

图 3-28　内劳宫　　　　　推天河水

分阴阳

部位及手法：小天心略偏向掌根横纹处用两拇指向两旁分推（两边的穴位名阳池、阴池，但不是阴掌推拿穴位的阳池穴，图 3-29）。

主治功效：分寒热，平气血，寒热错综，气血不和，病变复杂，用此法以解寒热纠结，使气血舒和。

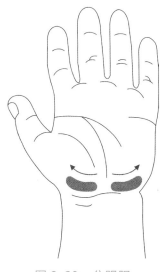

图 3-29 分阴阳

合阴阳

部位及手法与分阴阳相反，照前部位从两边向中心合推之（图 3-30）。

主治功效：能使阴阳相交，气血调和。用本法与他穴配合痰湿咳嗽，其法先推肾穴取热，次用合阴阳法，最后推天河水，其痰既散。

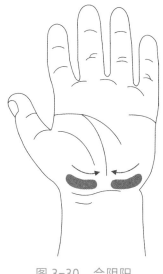

图 3-30　合阴阳

运水入土

部位及手法：自小指尖缘掌边推向坎宫（李老说应推到大指根，图 3-31）。

主治功效：消化不良，便秘属燥者，用运水入土法可以润燥，又可用治遗尿。

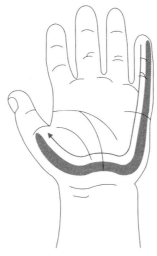

图 3-31　运水入土

运土入水

部位及手法：自大指尖缘掌边推至小指根（图 3-32）。

主治功效：木旺克土而致消化不良，以土克水，水衰则木气也不足，肝旺可平，不再克脾。

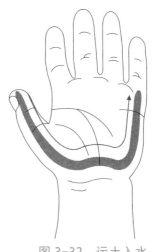

图 3-32　运土入水

103

天河水

部位及手法：自腕横纹中央起，向肘弯曲池一方向推，推至肘横纹而止，用力要匀（图3-33）。

主治功效：心有热不能直接清泄，用此穴清心火，退热发表都可用之，常与平肝清肺配合。

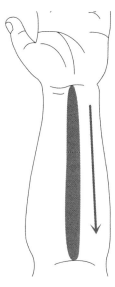

图 3-33　天河水

三关

部位及手法：在臂之上侧大指一面，从腕横纹起，上推至肘弯（需将患者左臂顺正，使大指在上，推的部位保持在臂的上侧，用力要匀，图3-34）。

主治功效：此为暖穴，大补肾中元气，回阳生热。寒痰迷塞心窍，推五百数即有效。中风病，需用热力祛风、开郁、祛痰，以此为独穴多推，以醒为度。

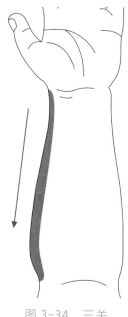

图3-34　三关

六腑

部位及手法：左臂之下侧小指一面，从肘弯起，下推至小指侧之腕横纹，也需将患者之手臂顺正，使小指在下，推的部位保持在臂的下侧，用力要匀（图3-35）。

主治功效：此为凉穴。"大补元精，即心血也。"体会其意，这一穴虽为凉穴，也非一味寒凉，同时也有壮水制火，滋阴潜阳之义。因此，即使兼有虚热也可用它。温毒颈肿，喉痹窒息，推此三万数立愈。不论肿左肿右，或夜轻日重，都可取此穴。此外凡大虚热证，疮疹痘斑，头、目、牙、耳实火都可专用此穴，以愈为度。又说：痴癫痰迷心窍，推此穴一万五千有效。再加配合方法。六腑为君，数一万五千；天河水为臣，数一万；后溪穴为佐，数四千五百；三关为使，数五百，共数三万。治痰迷心窍有效。

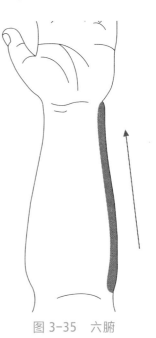

图 3-35　六腑

五经穴

部位：在掌面五指根连掌之横纹正中，每指根一穴，总名五经穴（图 3-36）。

手法及主治功效："五经穴，五指根纹来回推之，开脏腑寒火。"特别是中焦寒热夹杂之证，或外寒内热，上热下寒等，皆可用此穴，用左右推揉法。

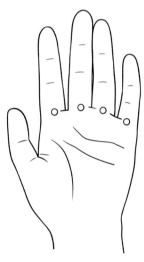

图 3-36　五经穴

阴掌（手背）穴位

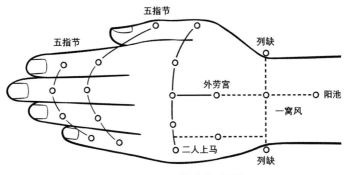

图 3-37　阴掌穴位总图

外劳宫

部位：在掌背正中两骨中间凹处，与内劳宫相对（图3-38）。

手法：左右揉同数，揉时应屈患老小指。

主治功效：此为暖穴，善治下元寒证。凡脏腑风寒冷痛，腹痛属寒，日久不愈，揉不计数，以愈为度。

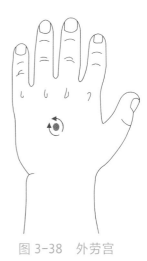

图 3-38　外劳宫

一窝风

部位：在掌背掌与臂腕相连腕窝处，上屈时出现皱褶之中心（针灸之阳池穴部位，图 3-39）。

手法：左右揉同数。

主治功效：下寒腹痛，风寒鼻流清涕。

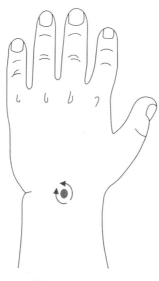

图 3-39　一窝风

二人上马

部位：本穴简称二马，在掌背小指、无名指两掌骨中间，由指根至腕横纹之掌骨二分点偏上，取凹处（图 3-40）。

手法：左右揉。

主治功效：大补肾中水火，左揉气降，右揉气升。治虚火牙痛，耳鸣阳痿，足软不任履地，腰以下痛，眼赤而不痛，一切属肾虚的症候，都可以用此穴补肾为治。凡虚火上炎，颈肿咽痛，双单蛾（扁桃体肥大）而下午痛甚，皆可用此穴以退虚热，以愈为度。如上午痛甚，就不是虚火，应以推六腑治之。

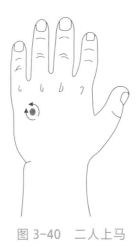

图 3-40　二人上马

阳池

部位：顺一窝风穴向腕上引直线，大人约寸余，小儿则视手臂之长短约计之。按住一窝风上有一凹处，即为本穴（图 3-41）。不是针灸学的阳池穴。

手法：左右揉同数。

主治功效：头部一切疾患，头痛不论寒热虚实皆效。揉不计数，以愈为度。可用以治高血压眩晕。

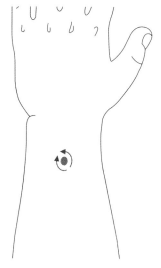

图 3-41 阳池（非针灸学上之阳池穴）

列缺

部位： 在掌根连腕处两侧之凹内，非针灸学上之列缺穴（图3-42）。

手法： 用大指及中指、无名指将腕窝两侧两穴处用力卡拿之，这就是推拿的"拿"法。

主治功效： 此为发汗、解表、通窍之穴。拿之汗出为止。治中恶不省人事，目闭口噤而阴脉不绝的，拿之可醒。感冒风寒、风寒头痛，久拿可以得汗，又可助疹痘发表，得汗后则须避风。歌哭无端，胡言乱语，俗所谓"邪祟"，拿列缺出汗，痰开神清，即可得愈。

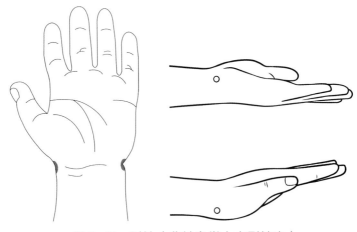

图 3-42 列缺（非针灸学上之列缺穴）

五指节

部位：五指各关节（图 3-43）。

手法：用指端指甲里外揉、捻、掐之。

主治功效：祛风、镇惊、和血、顺气，并消痞积。多用得效，诸穴推毕，都可用此法以和气血。

注意：掌面穴位操作时，掐掌面五指节；掌背穴位操作时，掐掌背五指节。其主治功效都一样：调和五脏、镇惊安神、加强诸穴功效。

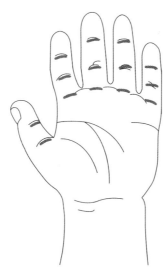

图 3-43　五指节

下 篇

小儿常见病
推拿方法

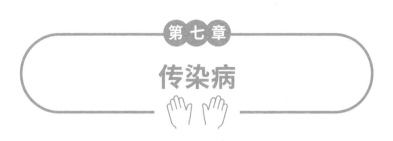

流行性感冒

流行性感冒是外感风邪引起的肺系疾病，以发热、恶寒、鼻塞、流涕、喷嚏、咳嗽、头痛、全身酸痛等为主要临床表现。感冒又称"伤风"。本病相当于西医学的"急性上呼吸道感染"，具有峻猛的传染性和一定的季节性，常与流感病人接触，并有感受外邪病史。

实验室检查：①血常规：病毒感染者，白细胞总数正常或偏低；合并细菌感染者，白细胞总数及中性粒细胞增高。②病原学检查：鼻咽部分泌物病毒分离或桥联酶标法检测，可作病毒学诊断。咽拭子培养可有病原菌生长；链球菌感染者，血中抗链球菌溶血素O（ASO）滴度增高。

病因病机

感受时邪外感时疫毒邪，犯于肺胃二经。疫毒性烈，易于传变，故起病急，病情重。邪犯肺卫，郁于肌表，则初起发热、恶寒、肌肉酸痛；毒热上炎，则目赤咽红；邪毒犯脾，升降失司，则见恶心、呕吐、泄泻等症。

由于小儿肺脏娇嫩，感邪之后，失于宣肃，气机不畅，津液输布不利而内生痰液，痰壅气道，则咳嗽加剧，喉间痰鸣，产生感冒夹痰。小儿脾常不足，乳食不知自节，感邪之后，肺病及脾，脾运失司，乳食停滞，阻于中焦，气机不利，则脘腹胀满，不思乳食，甚或呕吐、大便稀薄，产生感冒夹滞。小儿神气怯弱，肝气未充，筋脉未盛，感邪之后，热扰心肝，易致心神不宁，睡卧不安，惊惕龉齿，甚至抽搐，产生感冒夹惊。

鉴别诊断

1.急性传染病早期 多种急性传染病的早期都有类似感冒的症状，如麻疹、水痘、幼儿急疹、百日咳、流行性脑脊髓膜炎等，应根据流行病学史、临床表现、实验室检查等加以鉴别。

2.急喉痛（急性感染性喉炎）较重时可闻犬吠样咳嗽及吸气性喉鸣。本病初期仅表现发热、微咳，声音嘶哑，病情。

辨证论治

本病起病急骤，高热，恶寒，无汗或汗出热不解，头痛，心烦，目赤咽红，肌肉酸痛，腹痛，或有恶心、呕吐、大便稀薄，舌质红，舌苔黄，脉数，指纹紫。

一方多人发病，症状相似，起病急骤，全身症状重，发热恶寒，无汗或汗出热不解，目赤咽红，全身肌肉酸痛，舌红苔黄为特征。

1.表证重者

临床表现：高热，无汗或汗出热不解，头痛，肌肉酸痛。

治法：解表退热。

取穴：顺运八卦 15 分钟，推六腑 10 分钟，推天河水 15 分钟，平肝清肺 10 分钟。

加减：头痛者加揉阳池 15 分钟，身痛拿列缺（双侧）各 5 分钟。

2. 里证重者

临床表现：目赤，腹痛，或恶心、呕吐、大便稀薄。

治法：解表清瘟解毒。

取穴：顺运八卦 15 分钟，平肝（重）清肺 15 分钟，推天河水 10 分钟，清胃 10 分钟。

加减：上吐下泻者加板门 10 分钟，头晕耳鸣加推六腑 10 分钟。

小贴士：

1. 若实验室检查呈细菌性感染，可多用天河水，若实验室检查呈病毒性感染，可多推六腑。

2. 时疫毒邪散退后，患儿仍有症状者，可按照感冒综合征加减取穴。

3. 刮痧疗法 取前颈、胸部、背部，首先涂抹刮痧油，刮拭 5 ～ 10 分钟，均以操作部位发红出痧为宜。适用于 3 岁以上体质壮实儿童。患皮肤疾病者忌用。

麻疹

麻疹是时邪疫毒所致的儿科常见发热出疹性传染病。临床以发热 3 ～ 4 日后，遍体出现红色疹点，稍见隆起，扪之碍手，状如麻粒，口腔两颊黏膜以出现麻疹黏膜斑为主要特征。1 ～ 5 岁幼儿易感染发病，尤多见于半岁以上的婴幼儿，6 个月内婴儿因获母体免疫而罕有罹患者。

本病在整个发展过程中，一般可分为"疹前期""出疹期""疹回期"三个阶段。病程中如护理得当，可勿药自愈。若患儿年幼体弱，营养不良，正气不足，抗病力差，或护理失宜，再感其他外邪，或邪毒较重，麻毒不得外泄而内陷，极易引起"逆证"或"险证"而危及生命。

病因病机

麻疹非尽胎毒所致，而系邪毒传染，蕴伏于内，向外透发。具体病因有以下几种。

1. 麻毒初透

证见发热、咳嗽、鼻塞流涕等，类似伤风感冒。麻为阳毒，蕴伏于脾肺两经，因脾主肌肉，肺主皮毛，故疹点隐隐于皮肤之下，磊磊于肌肉之间，如粟米微红，状如蚊蚤所咬。疹毒由内向外，由里达表，故其疹发于皮肤。

2. 发自气分

出现壮热持续，口渴喜饮，烦躁不安，大便秘结或腹泻等胃肠临床表现。若肺胃热毒上壅，则会有口疮、喉炎、喉头水肿等症状。麻毒随疹出则外泄，故疹子以外出为顺，内陷为逆。邪毒内陷，郁闭于肺，则为肺炎喘咳。

3. 发自血分

内犯心肝，则出现神志昏迷，谵妄抽搐，疹色深红或紫暗成片（为麻疹夹斑）或衄血等。

4. 气阴耗伤

若病情继续发展，邪热炽盛，正不胜邪，由于气阴耗伤，损及心阳，则成心阳虚衰之危候。

辨证论治

麻疹辨证重在辨顺证逆证。顺证按病程辨证，逆证按脏腑辨证。如疾病按疹前期、出疹期、疹回期演变是为顺证，预后较好；若见邪毒闭肺、邪毒攻喉、邪陷心肝，或面色青灰，四肢厥冷，脉微欲绝等均属逆证，预后较差（表4-1）。

表 4-1　麻疹顺证与险逆证鉴别表

	顺证	险逆证
体质	发育正常，身体健壮	年龄小、体质弱，发育欠佳
精神	神志清楚，易哭易闹	迷迷昏睡，不啼不哭，有逆传心包之虞
体温	发热不高，皮肤润泽	体温过高而痉厥，或体温过低而易正虚邪陷
呼吸	咳嗽轻微，呼吸稍粗	气急喘促，鼻翼扇动，呼吸微弱
舌苔	苔见薄白，舌边尖微红	干燥无津，或焦黑起刺，或舌质紫绛，热毒炽盛
脉象	初热浮数，见形后滑数	若沉细迟涩，乃阳证阴脉，故危
麻疹出没	发热三四日，逐渐外达，布齐收没	当出不透，或一出即隐，或应收不回乃热毒亢盛
发疹顺序和疏密	先由耳后颈项、颜面、肩背等阳部出，渐次出现，继而胸腹四肢、手心、足心，即所谓"先起于阳，后起于阴"，阳部密而阴部疏	若胸腹见疹，颜面不露，以及两足见疹腹部隐约，上身无点均为毒炽气虚，阳气内郁，难以上升，为险逆之象
疹点之色泽形态	红活润泽颗粒分明，点形尖耸，突于皮肤，一日三潮，潮来红润，潮退稍淡，乃气血充足，热毒易达	点粒难分，繁密成片，疹形平坦，色呈紫暗，为热毒亢盛，势防邪陷。《麻科活人全书》有记载："似锦而明矣，不药而愈，如煤之黑兮，百无一痊。"此外，疹点隐而不显，色淡红，或干枯晦暗，是气血亏乏，正虚邪陷

1. 顺证

初热期：邪犯肺卫（疹前期）。

临床表现：发热、面红目赤、羞明多泪、精神困倦，可见口腔黏膜疹（麻疹黏膜斑）；并有咽喉发红、舌质偏红、舌苔偏黄、脉数。

治法：清热解毒，佐以透发。

取穴：平肝清肺、推天河水、清胃。

出疹期：邪炽肺脾（出疹期）。

临床表现：本期为发热 3 ～ 4 天出疹。烦躁口渴、咳嗽声哑，疹自耳后颈部先出，3 天后遍布全身及手足心，疹红如丹、舌红或绛、苔黄。出疹时热势增高，其险逆证的变化，多见于见形期。

治法：清热解毒，清营透疹。

取穴：推六腑、平肝清肺、清胃。

加减：咳喘重者加运顺运八卦。

收疹期：肺胃阴伤（疹回期）。

临床表现：本期顺证从麻疹布齐至疹子收没完毕为止，历时三天。疹退后 4 ～ 5 天，皮肤呈现秕糠状脱屑，脱屑后留有棕色痕迹，经 7 天后，色素痕迹渐退而完全消失。胃纳转佳，精神亦渐次恢复，如咳嗽、腹泻、烦躁等其他症状亦相继消失。舌苔薄黄，唇舌红赤，脉象微数，指纹见淡红紫色。

治法：益气养阴，清化余热。

取穴：清补脾、揉二人上马、推天河水，捏脊5～7遍。

2. 逆证

邪毒闭肺

临床表现：壮热持续，烦躁，精神萎靡，咳嗽气喘、憋闷、鼻翼扇动、呼吸困难，喉间痰鸣，口唇紫绀，面色青灰，不思进食，皮疹融合、稠密、紫暗或见瘀斑，乍出乍没，大便秘结，小便短赤，舌质红绛，苔黄腻，脉滑数，指纹紫滞。

治法：清热解毒，宣肺开闭。

取穴：平肝清肺、推天河水、运顺运八卦。

加减：热太盛加推六腑，如见其他兼症，加穴与治肺炎相同，唯清胃不宜过用，恐碍麻疹透发。

邪毒攻喉（急性喉炎相类似）

临床表现：高热不退、咽喉肿痛或溃烂、吞咽不利、饮水呛咳、声音嘶哑、咳声重浊、声如犬吠、喉间痰鸣、咳嗽气促、喘憋、呼吸困难、胸高胁陷、面唇紫绀、烦躁不安、皮疹融合、稠密、紫暗或见瘀斑、舌质红、苔黄腻、脉滑数、指纹紫。

治法：清热解毒，利咽消肿。

取穴：推六腑、平肝清肺、清胃、运顺运八卦、掐虎口。

邪陷心肝

临床表现：高热不退，烦躁不安，神昏谵妄，四肢抽搐，喉间痰鸣，皮疹融合、稠密、紫暗或见瘀斑，大便秘结，小便短赤，舌紫绛，苔黄燥起刺，脉弦数，指纹紫、达命关。

治法：平肝息风，清心开窍。

取穴：

①开窍醒神急救处理手法：拿列缺，掐人中，掐百会。

②开窍醒神急救处理针法：毫针刺人中，三棱针刺手十宣、脚十宣、百会放血（按顺序，缓解后即可停止）。

③缓解后处理手法：推六腑，平肝清肺，推天河水，捣小天心。

汤药：羚角钩藤汤加减，出处《重订通俗伤寒论》，原方组成：羚羊角、钩藤（9克），桑叶、菊花、生地黄（15克），白芍（9克），川贝母、竹茹、茯神、甘草（2～5克）。

加减：痰涎壅盛者，加石菖蒲、胆南星、矾郁金、鲜竹沥；腹胀便秘者，加大黄、玄明粉。如心阳虚衰，皮疹骤没，面色青灰，汗出肢厥，脉细弱而数，则用参附龙牡救逆汤加味，固脱救逆。

成药：伴有神昏谵语剧者酌加紫雪丹冲服。

注意：急证可以针灸、汤药救急，以求速效，以推拿辅助善后。

逆证之过往辨证论治分类和方法

（1）逆证阴证

临床表现：本为麻疹，而发热不足，闭疹不出，或出疹极稀，似有似无，舌苔薄白，脉沉不浮，是为阴证。

治法：坚守主穴，扶元阳以助透发，见兼症再随症加穴。

取穴：平肝清肺、推天河水，坚持久推。

兼泻加利小便穴（膀胱穴和小肠穴），清补大肠穴。

兼瘖哑仍用平肝（加重），清肺（加重），加清胃（中病即止，不可过用）。

唇干口渴过甚，加清胃（中病即止，不可过用）。

咳嗽较重，仍用清肺（加重），加运顺运八卦。

兼咽喉红肿，仍用推天河水（加重），加清胃（中病而止）。

兼目赤太甚，仍用平肝（加重）。

服食热性发物，发疹上多下稀，加清胃（不可过用）。

发痒发喘，仍守平肝清肺、推天河水三穴加运顺运八卦。

误食酸凉，体温渐减，加揉二人上马。

伤热，适当加清胃，重者加推六腑。

伤凉，加揉二人上马，也可加揉外劳宫。

如仍不畅透，加揉二人上马。

（2）逆证阳证

临床表现：发热虽高，而疹出不畅，或高热过39℃，是为阳证。

治法：仍坚守透表清热，引毒外出之旨。

取穴：平肝清肺、推天河水，坚持久推，仍不畅透，亦加揉二人上马。

（3）邪闭不出

临床表现：无汗昏迷、疹闭不出、毒必内陷，是为险象。

治法：兴奋抗力，加强透发。

取穴：拿列缺，回生之后如能得汗，为有转机，仍守三主穴加二人上马助之。

（4）邪毒入血

临床表现：疹渐变紫暗，为邪入血分，燔灼阴血，如色变黑，体温陡降，危在顷刻。

治法：采取抢救措施，以冀万一。

取穴：

只见疹色紫暗，尚未变黑，用六腑、揉二人上马、平肝清肺、推天河水。

体温陡降，未见疹色变黑，先事强心助阳，如体温渐复，为有转机，再议他治，穴用三关、二人上马或外劳宫。

如体温已升，仍用三主穴加二人上马。

如体温陡降，汗出如珠，或疹色已黑者不救。

3. 其他

黑疹子

临床表现：疹色紫暗，高热喘嗽，一般多因用发物太过，热甚而致；或护理不当，过于保暖。

治法：重用清热解毒之法，佐以透发。

取穴：推外劳宫、推六腑、平肝清肺、清胃。

加减：喘重，加推大四横纹；惊悸抽风，加捣小天心。

白疹子

临床表现：疹色淡白，隐而不透，昏迷嗜睡，四肢发凉，面白唇青，泄泻等。此乃气血虚弱，元阳不足，不能抗毒外出所致。

治法：大补元气，活血透毒。

取穴：

（1）多推：外劳宫、平肝清肺、二人上马、推天河水。

（2）体温不升，体质虚弱者，改用下穴。

①多推三关、平肝清肺、推外劳宫。

②再服香菜水，一般可出，若再不出者，可用刮痧法，用硬币沾水在前后肋间刮之，或瓜分八道穴也可。

麻疹后遗症之腹泻

临床表现：大便溏泄频数，腹微痛，兼有微热。

治法：清胃肠邪热，并透发余邪，用健脾扶正法善后。

取穴：清胃、清补大肠、平肝清肺、推天河水，临床表现消失，用清补脾、二人上马善后。

麻疹后遗症之咳喘

临床表现：余邪留肺，咳喘时作，缠绵不愈。

治法：清肺胃，止咳喘，并透发余邪。

取穴：平肝清肺、推天河水、运顺运八卦，症状消失后用清补脾、揉二人上马善后。

4.麻疹验方

（1）芫荽（香菜）适量，烧水服，是最好的发物，疹出不透可用鲜芫荽蘸热黄酒搓五心，麻疹很快可出。

（2）透发麻疹，芫荽两棵，鲜茅根15克，水煎代茶。

（3）蓖麻子去皮和咸萝卜叶捣烂，搓五心，疹可随之而出。

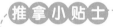

突发麻疹不要急

麻疹属于古代儿科四大要证"麻（疹）、痘、惊、疳"中的首位，随着麻腮风三联疫苗的普及，有效地降低了麻疹发作的概率。但麻腮风疫苗属于减毒疫苗，在注射后会自然感染病毒，从而获得细胞免疫。因此在婴儿8～9个月时，注射麻腮风疫苗后，会引起发热、咳嗽、食欲减退等症状，若家长不能分清是普通感冒还是疫苗反应，可能就会过度用药、处理不当，使婴儿处于反复发热中。这也就是在上篇中提到的，1岁以内孩子不生病，但可能随着免疫球蛋白的消失、焦虑父母错误的治疗，从此走上反复呼吸道感染的道路，出现临床中常见的"隔一个月发一次烧的情况"；也有少许婴儿会趁此机会，合并幼儿急疹，中医称为"奶麻"，是还在以乳食为主的孩子，突然发出像麻疹一样的疹子。但幼儿急疹的鉴别要点为：突然高热38.5℃，72小时以上，热退疹出。频繁服药可能使幼儿急疹出不透，继而感觉孩子一发烧就会出疹子。

其实，在治疗疹子的辨证思路上，家长可以参考上述麻疹的辨证论治的方法，可以有效地降低孩子持续高热的时间，通常（24～36小时）即可出疹，也不会出现因为药物温度降低太快而疹子出不透的情况。

日常护理

1.病情的发展和变化，与护理的好坏息息相关。如果护理适当，则可减少或避免并发症的发生。

2.卧室要温暖湿润。空气要流通，但应避免直接吹风。勿令外出，严密隔离。室内光线不宜太强，更不宜强光射目。衣被不宜太厚，以免助热"窝疹"，或汗出过多而耗伤津液。

3. 口腔、眼、鼻均须常常洗涤，保持清洁，以免感染发炎。

4. 多饮开水，以补充体液，有利于微汗透发，并可调节体温。

5. 食物以流质或半流质为宜，适于清淡，忌进油腻、荤腥、辛辣及生冷瓜果、凉饮以闭皮毛。如有兼见腹泻的婴儿，应减乳食，代以米汤，在麻疹愈后才可增加食物。

6. 对于未患过麻疹的儿童，应在医生指导下及时接种麻疹减毒活疫苗，以预防麻疹的发生。

腮腺炎（流行性腮腺炎）

腮腺炎即中医中所说的痄腮，又名"虾蟆瘟""鸬鹚瘟"，是由风温邪毒所引起的急性传染病。临床以发热、耳下腮部肿胀疼痛为主要特征。一年四季都有发生，冬、春两季易于流行，学龄儿童患病为多，6 个月以下婴儿很少发病。本病辨证属温病范畴，临床所见以卫、气分证居多，侵犯营血者少见。年龄较大的儿童可出现睾丸肿痛，病情重者，邪毒可内陷心肝而引起昏迷抽搐。预后大多良好。

病因病机

本病由风湿疫毒从口鼻而入，壅阻少阳经脉，郁而不散，结于腮部而成。少阳厥阴为表里，经脉衔接，气血相通，若邪毒留滞少阳经脉不解，便可传入厥阴。足厥阴经脉抵少腹，绕阴器而行，故年龄较大儿童或成人可并发睾丸炎或卵巢炎。手厥阴心包络，为心之外围，"代心行令，代心受邪"，若邪毒炽盛，则可见壮热、昏迷、痉厥等。具体病因有以下几种。

1. 邪在卫气

风瘟疫毒从口鼻而入，与卫气相争，故见发热、恶寒、头痛等。

2. 邪阻经络

风温疫毒遏阻少阳经脉，郁久不振，聚结腮部，以致一侧或双侧腮腺漫肿，疼痛拒按，咀嚼困难。

3. 邪传厥阴

疫毒传入足厥阴肝经，故年龄较大儿童可并发睾丸炎或卵巢炎。

4. 温毒炽盛

温毒炽盛，迫蹿手厥阴络经，可出现壮热、昏迷、惊厥等。

辨证论治

本病辨证当以经络辨证为主，辨其病变部位，治疗以清热解毒、消肿散结为主。初起兼有发热表证，应宣散透达，使毒热从表而解；热壅少阳，腮肿为著者，宜消肿散结。

1. 邪在卫气

临床表现：发热恶寒，一侧或两侧耳下腮部漫肿疼痛，咀嚼不便，或有咽红，舌苔薄白或淡黄，脉象浮数。

治法：疏风清热、散结消肿。

取穴：推天河水、清肺。

2. 热毒蕴结

临床表现：壮热烦躁、头痛、口渴引饮、食欲不振，或见呕吐、腮部漫肿、胀痛、坚硬拒按、咀嚼困难、咽喉肿痛、舌红苔黄、脉象滑数。

治法：清热解毒，软坚散结。

取穴：推六腑、清胃。

3. 毒窜睾腹

临床表现：腮部肿胀消退后，一侧或双侧睾丸肿胀疼痛，或脘腹、少腹疼痛，痛时拒按，或有恶心呕吐，腹胀泄泻，舌红苔黄，脉数。

治法：平肝泻火、活血止痛。

取穴：揉二人上马、平肝、清胃、推天河水。

4. 邪陷心肝

临床表现：多在腮肿的同时，出现高热不退、烦躁不安、头痛项强、呕吐、嗜睡神昏、四肢抽搐、舌质红、苔黄、脉弦数。

辨证要点：高热，神昏嗜睡，头痛项强，恶心呕吐，反复抽搐。

治法：清热解毒，息风开窍。

取穴：

（1）开窍醒神急救处理手法：拿列缺，掐人中，掐百会。

（2）开窍醒神急救处理针法：毫针刺人中，三棱针刺手十宣、脚十宣、百会放血（按顺序，缓解后即可停止）。

（3）缓解后处理手法：揉二人上马，平肝，清胃，推六腑。

汤药：普济消毒饮去升麻、柴胡，加僵蚕、全蝎、钩藤，迷痉厥者加服紫雪丹。

注意：急证可以针灸、汤药救急，以求速效，以推拿辅助善后。

日常护理

1. 患者宜卧床休息，直至腮肿消退。

2. 饮食宜流汁或半流汁，禁食油腻、辛辣和刺激性食物。

3. 注意口腔清洁，可用温开水、淡盐水或硼砂水漱口。

风疹

风疹是由风热时邪所引起的一种出疹性传染病，又称"风痧"。临床上以初起类似感冒，发热 1～2 天后，皮肤出现淡红色细小斑丘疹，耳后枕部淋巴结肿大为主要特征。本病常发生在冬、春两季，多见于 5 岁以下的小儿，在幼儿教育机构中可发生流行。

本病因感受风热时邪所致。由于邪毒较轻，一般只侵袭肺卫，偶见有邪伤营血的临床表现。

本病预后良好，但妇女在受孕三个月内罹患本病者，常易影响胎儿的正常发育。

病因病机

本病是由于外感风热时邪，从口鼻而入，郁于肺卫，蕴于肌腠，与气血相搏，发于皮肤所致。临床可分邪侵肺卫、邪伤气营辨之。具体病因有以下两种。

1. 邪侵肺卫

风热邪毒侵袭肺卫，故见恶风发热、咳嗽、流清涕等；肺主皮毛，风毒与气血相搏，发于肌表，则见淡红色丘疹。

2. 邪伤气营

风热邪毒伤及气分营分，则见高热、烦渴，疹色焮红，融合成片。

辨证论治

本病由于毒热较轻，故表现的症状较轻，一般仅见发热，全身皮表出疹，很少深陷营血，故治疗当以辛凉宣发为常法。

1. 邪在卫分

临床表现：发热、恶风、喷嚏、流涕，或见咳嗽，精神倦怠，胃纳欠佳，疹色浅红，先起于头面、躯干，随即遍及四肢，分布均匀，稀疏细小，2～3日消退，舌微红，苔薄白，脉浮数。

治法：疏风清热。

取穴：平肝清肺、推天河水。

2. 邪热炽盛

临床表现：壮热口渴，心烦不宁，小便黄短，舌质红，苔黄糙，脉洪数。

辨证要点：发热39℃以上，疹色鲜红或紫暗，疹点致密。

治法：清热解毒。

取穴：平肝清肺、推六腑。

日常护理

1. 饮食宜清淡，忌食辛辣、煎炸、油腻的食物。

2. 注意皮肤清洁，防止抓破皮肤。

案例参考

刘某，女，1岁，2013年3月10日诊。

病史：发热2天，体温38.8℃，伴腹泻，大便色黄有黏液，每日5次，舌红苔薄黄，指纹紫，耳后淋巴结肿大。

诊断：感冒夹食滞。

取穴：顺运八卦、清肺平肝、清胃、推天河水。

复诊：3月11日，热渐退，体温37.6℃，头面、躯干、四肢散有红色小丘疹，瘙痒，大便稀黄有黏液，诊断为风疹。

改穴：清肺平肝、推天河水、揉外劳宫。

诊治结果：推拿2天，皮疹消退，大便黄稠，每日2次，精神活泼，基本治愈。

水痘

水痘由于疱疹形态不同，又名"水疱""水花"，是由外感时邪所致的急性疱疹性传染病。临床以发热，皮肤分批出现斑疹、丘疹、疱疹、结痂为特征。因其形椭圆如豆，浆液澄清，颜色透明，故称"水痘"。本病一年四季均可发生，但多见于冬、春两季。本病传染性强，容易散发流行。一般病情较轻，预后良好。

病因病机

本病由外感水痘时邪，内蕴湿热所致，邪自口鼻而入，侵袭肺、胃二经，发于肌肤而为水痘。

邪毒一般只伤及卫分、气分、邪从气泄，发于肌表，故蹿入营血者甚少，因而见证较天花、麻疹为轻。但患儿平时有无湿热蕴结等，应予以充分注意。具体病因有以下几种。

1. 邪伤肺卫

时邪病毒自口鼻侵入，伤及肺卫，肺合皮毛，主肃降，外邪袭肺，宣肃失常，故见发热、流涕、咳嗽等证。

2. 时邪入里

时邪内侵脾胃，脾主肌肉，邪毒与内湿相搏，外发肌表而以水痘布露。

3. 湿热炽盛

素体虚弱，邪盛正衰，湿热蕴结，内犯气营，则可见壮热口渴、烦躁不安、痘点稠密、色红紫暗等证。

辨证论治

水痘病情有轻重之分，一般可为卫气轻证与气营重证两大类型。在卫气，治宜疏风清热解毒；在气营，当以清热凉营解毒。本病在病程中多于卫气而解，深入营分者少见。

1. 卫气轻证

临床表现：发热轻微或无热，鼻塞流涕 1～2 日出疹，舌苔薄白，脉浮数。

辨证要点：疹色红润，泡浆清亮，根盘红晕不明显，点粒稀疏，此起彼伏，以躯干为多。

治法：疏风清热解毒。

取穴：清肺、清胃、推天河水。

2. 气营重证

临床表现：壮热不退，烦躁不安，口渴欲饮，面红目赤，痘疹稠密，疹色紫暗，疱浆混浊，根盘红晕较著，或见牙龈肿痛，口舌生疮，大便干结，小便短赤，舌质红绛，舌苔黄糙而干，脉象洪数。

辨证要点：痘疹稠密，疹色紫暗，疱浆混浊，根盘红晕较著，或见牙龈肿痛，口舌生疮，大便干结，小便短赤。

治法：清热解毒，凉营滋阴。

取穴：清肺、清胃、推六腑。

日常护理

1.隔离患儿至全身疱疹结痂为止。

2.脱落的痂屑须浸入石灰水中，或用火烧毁，以免飞扬传染。

3.患儿忌食辛辣、煎炸、油腻的食物，饮食只宜清淡。

4.宜明矾泡水洗浴，不宜接触冷水。

5.注意皮肤清洁，防止抓破溃烂。

6.接种水痘减毒活疫苗。

案例参考

王某，男，1岁，2011年11月10日诊。

病史：发热2天，体温38.5℃，流涕轻咳，不愿吃饭，发现身上起疹子和小水疱，痒，夜间烦躁不安。在托儿所接触过水痘患儿。

查体：体温37.8℃，精神不振，前额、发际及前胸、背部散有大小不等浅红色斑丘疹及疱疹，疱浆透明，耳后扪及黄豆大的淋巴结 3 个。舌红苔白厚，脉浮数。

诊断：水痘。

取穴：六腑、清胃。嘱避风忌腥辣，隔离护理。

复诊：11 月 14 日，水痘已消退。唯食欲不振，苔白厚，脉滑。此乃水痘余热未清，内湿未除，治疗取穴：顺运八卦、清胃、推天河水，推拿 2 次痊愈。

疱疹性咽峡炎

本篇介绍的是儿科发病率较高的"疱疹性咽峡炎"，本病多由时邪疫毒引发，传染性强，属于风热喉痹类型较多，西医学发现此病主要是柯萨奇病毒 A 型和肠道病毒 71 型引起的，可以此为参考。最主要的还是需要观察其症状并进行辨证论治，主要是把小儿体内环境调理扶正。

本病多见于婴幼儿童，3 ～ 10 岁多发，有一定的潜伏期，其临床特征是骤起高热和咽峡部疱疹性、溃疡性黏膜损害。可单独发病，也可继发于感冒、鼻炎、流感、流行性脑膜炎等。

病因病机

1. 风热上扰

外感风热时毒，侵犯肺胃，咽喉为肺胃之门户，热毒循经上熏咽峡肌膜，初期郁结发热则见咽痛、咽红、疱疹、溃疡。

2. 湿热蕴结

胃受邪，胃失和降则恶心、呕吐、纳差；脾运化失常则腹胀、腹泻或便干。急性期则高热持续，毒热蕴结，表现为热炽气营，高热烦躁渴，甚者热毒内陷厥阴而见抽搐神昏。

辨证论治

1. 风热上扰（初期）

临床表现：表现为以邪盛为主，常有咽峡部红肿兼疱疹，发热伴风寒、风热、湿热外感证。

治法：疏风散热，清热解表。

取穴：揉二人上马、运顺运八卦、清脾胃、推天河水。

2. 湿热蕴结（急性期）

临床表现：高热烦渴、尿黄目赤、便干、咽峡部疱疹溃疡密集，舌红苔黄厚等热毒内蕴症状。此期外邪皆已入里化热，一派毒热炽盛之象。

治法：清热解毒。

取穴：揉二人上马、运顺运八卦、清脾胃、推六腑。

3. 相关治疗经验

咽喉病症可以选用合谷穴配合他穴治疗，特别是喉痛可用之。其法以食指卡住与合谷穴相对的掌内部分，用拇指按住合谷穴位，与食指合力卡拿，功效良好。

日常护理

1. 注意患儿适当隔离，餐具消毒。
2. 注意口腔清洁。
3. 少进甜食及脂肪含量高的食物。

案例参考

1. 关某，男，5 岁，2021 年 5 月 18 日初诊。

病史：患儿前天中午吃火锅、喝酸梅汤后，下午开始恶心、呕吐、腹痛，无腹泻，发热 39℃ 至昨日，咽痛，咽部可见白色疱疹。舌苔白厚，纳少，寐安。昨日大便一次。

取穴：顺运八卦 15 分钟，清胃 15 分钟，推天河水 15 分钟，平肝清肺 10 分钟。

复诊：

2021 年 5 月 19 日复诊。咽痛明显减轻，咽部散在白色疱疹。纳少，寐安，大便可。舌苔白厚。取穴：顺运八卦 10 分钟，清胃 15 分钟，平肝清肺 15 分钟，天河水 10 分钟。

2021 年 5 月 20 日复诊。咽部不痛，微咳有痰，纳少，寐安。大便可。舌苔白厚较昨日减轻。取穴：顺运八卦 10 分钟，清胃 10 分钟，清补脾 10 分钟，平肝清肺 10 分钟，推天河水 10 分钟。

2021 年 5 月 21 日复诊。上症减轻，改穴：清胃 15 分钟，清补脾 10 分钟，平肝清肺 10 分钟，推天河水 10 分钟。推拿一次而痊愈。

2. 刘某某，女，3 岁，2021 年 8 月 11 日初诊。

病史：患儿发热 1 天，体温最高 39.2℃，现体温 38℃，纳少，咽部疼痛，伴有白色疹子，面红，神疲，寐差。

取穴：顺运八卦、清胃、平肝清肺、推天河水。推拿 1 次，体温正常，咽痛减轻。继续推拿 3 次，咽喉不痛，疱疹基本愈合，纳可寐安。

手足口病腺病毒感染

手足口病是由感受手足口病时邪引起的急性发疹性传染病，以手掌、足跖、口腔及臀部等部位发现斑丘疹、疱疹，或伴发热为特征。手足口病发生时，病儿常以发热起病，其热度不等，以低热者居多，也有不发热者。且常伴有流涎、流涕、口痛、咽痛及厌食等症状。一般病程较轻而短，多于 1 周左右痊愈，皮疹消退后不留瘢痕或色素沉着，如有继发感染则使皮肤损害加重。

病因病机

本病为感受手足口病时邪，病位在肺、脾两经。病机为邪蕴郁肺脾，外透肌表。小儿肺脏娇嫩，不耐邪扰，脾常不足，易受损伤。时热邪毒从口鼻入侵，致肺卫失宣，故病初见发热、流涕、咳嗽、口痛等风热外侵之证。邪毒进一步蕴结肺脾，脾失健运，内湿与邪毒相搏，湿热蒸盛，外透肌表，故手、足、口及臀部等部位出现疱疹，发为手足口病。

感邪轻者，疱疹仅见于手足肌肤及口咽部，分布稀疏，全身症状轻浅；感邪重者，疱疹稠密，波及四肢、臀部，根盘红晕显著，伴高热不退，烦躁口渴，口痛拒食，溲赤便结等湿热蒸盛之象，全身症状较重。若邪毒随疹发外透肌表，则疱疹结痂向愈，后期因邪毒耗伤气津，则见气阴两伤之证。亦有少数体弱患儿，邪盛正虚，邪毒枭张，内陷厥阴，出现心悸气短、胸闷、乏力，甚至神昏、抽搐等变证，危及生命。

辨证论治

本病辨证主要辨轻重。轻证为风热邪毒外侵肺脾，有轻度发热、咳嗽、流涕、口痛、纳差、恶心、泄泻，疱疹以手足掌心、口腔为主，分布稀疏，疱浆清亮，部分病例也无发热。重证为湿热蒸盛，蕴郁肺脾，表现为高热不退，头痛烦躁，口痛流涎，拒食，除手足掌心、口腔部疱疹外，四肢、臀部亦可累及，疱疹分布稠密，疱浆浑浊，疹色紫暗，根盘红晕显著，体弱而邪毒炽盛者，正不胜邪，极易发生嗜睡易惊、肢体抖动，或喘憋紫绀、昏迷抽搐、汗出肢冷、脉微欲绝等邪毒内陷心肝或邪毒犯心之变证。

以清热祛湿解毒为原则，风热外侵证，治以宣肺解表，清热化湿。湿热蒸盛证，根据湿与热之偏重不同论治，偏湿盛者，治以利湿化湿为主，佐以清热解毒；偏热重者，治以清热解毒为主，佐以利湿化湿。有变证者，治以息风开窍，或温阳扶正，或泻肺逐水，必要时须配合中西医结合抢救治疗。病至后期，疹透而湿毒清解，气津两伤，以益气养阴，扶助正气为主。

1. 风热外侵

临床表现：发热轻微，或无发热，或流涕咳嗽、纳差恶心、呕吐泄泻，口腔、手掌、足跖部疱疹，分布稀疏，疹色红润，根盘红晕不显著，疱液清亮，舌质红，苔薄黄腻，脉浮数。

治法：宣肺解表，清热化湿。

取穴：平肝清肺、推天河水。

2. 湿热蒸盛

临床表现：身热持续，烦躁口渴，小便黄赤，大便秘结，手掌、足跖、口腔黏膜及四肢、臀部疱疹，痛痒剧烈，甚或拒食，疱疹色泽紫暗，分布稠密，或成簇出现，根盘红晕显著，疱液浑浊，舌质红绛，苔黄厚腻或黄燥，脉滑数。严重者伴嗜睡易惊、肢体抖动、昏迷抽搐，或喘憋紫绀、汗出肢冷、脉微欲绝等危证。

治法：清热凉营，解毒祛湿。

取穴：平肝清肺、推六腑、清补脾。

日常护理

日常预防

1. 本病流行期间，勿带孩子去公共场所。

2. 做好个人卫生，养成饭前便后洗手的习惯。

确诊后护理

1. 处理好感染患儿的粪便及其他排泄物，可用84消毒液按比例稀释后消毒，衣物置阳光下暴晒，室内保持通风换气。对被其污染的日常用品、食具等应及时消毒处理。

2. 注意饮食起居，合理供给营养，保持充足睡眠，避免阳光暴晒，防止过度疲劳而降低机体抵抗力。

3. 患病期间，宜清淡流质食物或软食，多饮开水，进食前后可用淡盐水或温开水漱口，以减轻食物对口腔的刺激。

4.注意保持皮肤清洁，对疱疹切勿挠抓，以防溃破感染。对已有破溃感染者，可用金黄散或青黛散麻油调后敷患处，以收敛燥湿，助其痊愈。

5.密切观察患儿病情变化，对其精神状态、呼吸、心率变化等注意监测，发现重症病例及早救治。

第八章

消化系统（脾胃系）

泄泻（乳糖不耐症）

泄泻是因脾胃功能失调而致泻下为主症的疾病。临床以排便次数增多、粪质稀薄或如水样为主要特征。本病四季皆可发生，夏、秋两季更为多发，一般以2岁以下的婴幼儿为多见，年龄越小，发病率越高。

本病主要由于感受外邪、内伤乳食及脾胃虚弱等所致。若暴泻无度或治疗不当，易致耗伤气阴，出现伤阴、伤阳或阴阳两伤，甚则导致"慢脾风"。泄泻日久，常影响生长发育而形成疳证。

正如西医所说的"腹泻"或"肠炎"等，可参考本篇内容进行辨证论治。

病因病机

本病多由内伤乳食、感受外邪（湿热、湿寒）、脾胃气虚及脾肾阳虚等因所致。常见病因及对应症状有以下几种。

1. 内伤乳食

小儿泄泻，伤于乳食者最为常见。由于小儿"脾常不足"，运化力弱，但生长发育尤为迅速，所需水谷精微较成人更为迫切，加之小儿饮食不知自节，若调护失宜，哺乳不当，或过食生冷瓜果及不洁之物，则损伤脾胃，脾伤则运化失职，胃伤则不能腐熟水谷，宿食内停，清浊不分，并走大肠，遂成伤食泻。

2. 感受外邪（暑湿、风寒）

泄泻与天时气候的变化有着密切的关系。六淫之中以暑、湿、寒、热较为常见，其中尤以湿邪最为多见，因脾恶湿而喜燥，外来湿邪，最易困阻脾阳，脾失健运，水谷混杂而下，以致发生泄泻。所以有"湿多成五泄"和"无湿不成泻"之说。其他寒邪和暑热之邪，既可侵袭肺卫，从表入里，使脾胃升降失司，亦可直接损伤脾胃，导致运化失常，清浊不分，引起泄泻，但仍多与湿邪相兼而致病。

3. 脾胃气虚

脾之运化，全赖阳气内充，若脾阳不足，运化无权，则水谷不化。若禀赋素弱，或病后失调，或寒凉药物攻伐太过，都可致脾胃虚弱，脾虚则无阳以运化，水反为湿，谷反为滞，精华之气不能输布，乃致合污而下，遂成脾虚泻。

4. 脾肾阳虚

肾中真阳能助脾胃腐熟水谷、帮助肠胃消化吸收。若小儿禀赋不足，或久病、久泻之后，脾虚必及肾，或肾阳本虚，不能温煦脾阳，遂阴寒内盛，水谷不化，并走大肠，而致澄澈清冷、洞泄不禁。且肾为胃之关，开窍于二阴，职司二便，肾阳不足，阴寒独盛，则洞泻不止。

小儿泻泄易于耗伤气液，故凡病情严重或治不及时者，常可出现"伤阴""伤阳"或"阴阳俱伤"等重症。若久泻不止，元气受伤，脾胃虚弱，引起虚风内动，出现慢惊风或慢脾风等危重临床表现。

辨证论治

可按粪便的性状与临床表现分辨寒热、审察虚实。

凡暴泻者多实，久泻者多虚，迁延难愈者多虚中挟实。腹胀痛者多实，胀而喜按者多虚。粪便黄褐而臭者多属热，便稀如水，粪色淡黄或呈青、白色，臭味不甚者多寒。舌苔厚腻者多属湿滞，舌质红，苔黄者，多为热邪。舌淡胖边有齿痕者为伤阳，舌红绛而干者为伤阴。

从泄泻次数、性状及全身症状分辨病情轻重。轻证，便次不多，便溏如糊状或蛋花样，身热不甚或无发热，无呕吐，精神尚佳。重证，便次较频，每日可达十多次或数十次，或伴呕吐，多伴身热，精神萎靡，烦躁不安，口渴不止，或目眶凹陷，前囟下陷，尿量减少，口唇殷红，舌绛而干，甚或四肢不温，腹胀肢厥。

泄泻的发生，主要是脾胃功能失调，故治法以调理脾胃为主，佐以利湿。挟有风寒表邪者，辅以疏解，挟有暑邪者，兼以清暑；挟食者，佐以消导。久泻脾虚者，应予健脾；肾阳虚衰者，宜温肾健脾；久泻不止者，宜固涩。

1. 伤食泻

临床表现：口嗳酸气，口渴恶食，腹热胀满，泻时腹痛，泻后痛减，小便赤涩，大便色黄白，臭如败卵，或兼呕吐。伤乳泻者，大便色黄白，内有奶瓣，或呈蛋花样。

分析：有乳食不节史，乳食内停，壅滞肠胃，则大便稀溏，夹有乳凝块或食物残渣，气味酸臭，脘腹胀满，嗳气酸馊；不通则痛，故脘腹胀满，泻后痛减；苔白厚腻，或微黄，脉滑实，指纹滞为乳食积滞之证。

治法：消食化积。

取穴：

①轻症——大便每日 5 ～ 6 次。

顺运八卦、清胃、推天河水。

②重症——大便每日十余次，有脱水现象。

顺运八卦、清胃、推天河水，利小便，腹痛重者加揉外劳宫。

③日久邪实兼体虚者，大便消化不良、屎黄、脉滑无力者。

顺运八卦，二清六腑。

2. 热泄（暑湿）

临床表现：泄时暴注下迫，大便色黄赤，泄多黄水，有热臭，口渴烦躁，腹痛身热，溲少而黄，肛门灼热。

治法：清热利湿。

取穴：

①推六腑、清大肠、清脾胃、下推七节骨。

②顺运八卦、清胃、推六腑。

推 1～2 次症见减轻，可酌情改用：顺运八卦，清胃，推天河水，平肝。

3. 寒泄（风寒湿）

临床表现：腹痛肠鸣，泄泻清澈，或白水泻，或色绿，小便清白，面色淡白，口气温和。

治法：疏风解表、温中散寒。

取穴：揉一窝风、揉外劳宫、清胃、推天河水。

4. 脾虚泻

临床表现：食后作泻、消化不良、大便溏、色淡黄，重则完谷不化、腹胀不渴、面黄肌瘦、不思饮食等。

辨证要点：大便稀溏，色淡不臭，食后作泻，神疲倦怠。

治法：健脾益气。

取穴：揉外劳宫、清补脾、平肝，有热者加推天河水。

5. 脾肾阳虚泻

临床表现：久泻不止，食入即泻，澄澈清冷，或见脱肛，形寒肢冷，面色白，精神萎靡，寐时露睛，舌淡苔白，脉细弱，指纹色淡。

治法：温补脾肾。

取穴：揉二人上马、清补脾、清补大肠。

日常护理

1.注意饮食的摄入调整。轻证患儿宜适当减少乳食，缩短喂奶时间及延长间隔时间。重证患儿初起即须禁食 8～12 小时，待病情好转再渐给予少量母乳或米汤等易消化之食物。初愈后仍应注意调摄乳食，力戒油腻生冷之品。

2.每天注意大便次数，颜色、性状、气味的变化，及有否呕吐、腹痛、腹胀等症状。

3.保持清洁，勤换尿布，每次大便后要用温开水冲洗臀部并拭干，扑上滑石粉，防止皮肤糜烂。

4.脾肾阳虚有泄泻者，如身凉肢冷而青，应注意保暖，尤以下肢保暖为重要。

案例参考

张某某，女，8 个月，2021 年 7 月 4 日初诊。

病史：腹痛、腹泻 3 天，腹部受凉引起腹泻。大便稀黄有泡沫，每日 4 次。服药效果不佳，伴食欲差，面色黄，舌淡苔薄白。

取穴：揉外劳宫、清胃、揉一窝风。

复诊：2021 年 7 月 5 日，推拿后大便 1 次，呈条状，一夜安眠。继推之，以巩固疗效。

腹痛

腹痛指胃脘以下、脐之两旁及耻骨以上部位的疼痛。其中发生在胃脘以下，脐部以上部位的疼痛称为大腹痛；发生在脐周部位的疼痛，称为脐腹痛；发生在小腹两侧或一侧部位的疼痛，称为少腹痛；发生在下腹部正中部位的疼痛，称为小腹痛。

病因病机

腹痛为小儿常见的临床表现，不分年龄与季节。许多疾病均可引起腹痛，因婴幼儿不能诉说或表述不清，故小婴儿腹痛常表现为啼哭。

腹痛一证，涉及范围甚广，许多内、外科疾病，均可出现腹痛，比如小儿常见的寒、热、积、虚、瘀、郁，以及蛔虫等。

本证的病因常由于外感寒邪，腹部中寒；饮食不节，形成积滞；饮食不洁，形成虫积；中阳不振，脾胃虚寒；跌仆损伤，气滞血瘀等因素形成正邪交争，与脏气搏结而作。

1. 感受寒邪，凝聚为痛

小儿寒温不知自调，饮食不知有节，由于护理不周，外感寒邪风冷，侵袭于中，或寒冷积滞阻结胃肠，或恣食生冷太过，中阳受戕，均可导致气机升降失常，寒凝气聚，经脉不通，气血壅塞而腹痛。

2. 胃肠热结

乳食停滞，日久化热，或恣食肥甘、辛热之品，胃肠积滞，或感受外邪，入里化热，均致热结阳明，腑气不通而成腹痛。

3. 乳食不节，食滞不化

小儿脾胃薄弱，一旦恣饮暴食，或肥甘厚味停滞不化，或误食腐败不洁之物，或食积停滞，郁于胃肠，气机不畅，积而不通，升降不调，以致痞满腹胀而腹痛。

4. 气郁伤肝

肝失条达，横逆犯胃。

5. 气滞血瘀，痹阻而痛

若起居不慎，跌仆损伤，暴力所击，脉络受伤，或脏腑积瘀等，均致气血违和，瘀塞不通而发生腹痛。

6. 素体虚寒

寒从内生多由脾阳不运，脏腑虚而生寒，或病后体弱，以致脾胃虚寒：寒湿内停，气机不畅，形成腹痛。

7. 虫积

主要是因吞食染带蛔虫卵的食物而引起。小儿缺乏卫生常识，喜坐地玩耍和到处乱摸而接触不洁之物，若以沾染蛔虫卵的手摄取食物，或食入不洁的生冷瓜果，或饮用不洁之水，或小儿自吮不洁之手，均可使"虫由口入"而致腹痛。

8. 肠套叠

气滞血瘀，脏腑气机不得宣通。

辨证论治

1. 寒性腹痛

临床表现：感受寒邪，脐腹为风寒所侵，或当风进食，或恣食瓜果生冷，寒邪滞于肠胃，寒凝收引，不能通和，因而作痛。痛多绕脐，思热饮，爱暖胃，舌苔薄白，脉象沉紧或迟。

治法：温中散寒，理气止痛。

取穴：揉一窝风、揉外劳宫、揉板门、顺运八卦、推天河水，如有有形寒积，可清补大肠。

2. 热性腹痛

临床表现：郁有湿热，腹外部扪之亦热，肠鸣作呕，舌苔黄腻，脉滑濡而数。

治法：散热和胃肠，止痛。

取穴：平肝、清胃、推天河水、揉板门。

3. 食积腹痛

临床表现：饮食不节，零食无度，食积不消，最易生热，气机郁滞，肠鸣辘辘，扪有散块，或见呕吐，得泻痛减，苔厚，脉滑数。

治法：消导清热止痛。

取穴：平肝、清胃、清脾、顺运八卦、揉板门、清大肠。

4. 气郁伤肝

临床表现：小孩因故哭叫，家人抑制使不能发泄，或强以乳食，迫使止哭入睡，睡中时作痉挛性长息，易患胸胁痛，甚至发热，一般皆以为腹痛，以痛时身体扭动为特征，或见呃逆，舌苔滞（苔与舌质不分），脉弦紧。

治法：理气止痛。

取穴：平肝、运顺运八卦、推大四横纹、揉板门。

5. 瘀血腹痛

临床表现：小儿跌仆较重，后即时见微热，痛在胸腹，痛时身体不动或少动，印堂青，舌偏青暗，脉紧涩（往来难）。

治法：活血化瘀止痛。

取穴：推大四横纹、揉外劳宫、揉板门、推天河水。

6. 虚寒腹痛

临床表现：小儿倦怠纳呆，四肢无力，时见厥冷，睡好俯身而卧，正之仍俯，眠中露睛，腹部喜按喜热熨，必为慢性隐痛而患儿不能自诉，面色苍白，舌苔淡薄白，脉沉缓，久成慢惊。

治法：温中健脾止痛。

取穴：揉外劳宫、清补脾、揉板门、推大四横纹。

7. 蛔虫腹痛

临床表现：痛时上身扭动，下唇内口腔黏膜扪之有沙砾状。小儿好挖鼻孔，目下视白睛有靛青色藻状花纹，时或吐蛔。蛔遇寒上蹿胆道，得暖则退行，用宽展胆道之穴，并以下行之穴位助之，并暖胃止痛，可得缓解，续推数次可以不发，但有内热者效不显，后仍需用药驱蛔。

治法：温暖肠胃，宽利胆道，引蛔下行。

取穴：第1次，揉外劳宫、平肝；第2次，揉外劳宫、清胃、清大肠。

8. 肠套叠腹痛

临床表现：患儿不进食也腹痛，无矢气，大便闭，腹肌紧张，舌色淡，脉沉细涩。此为元阳不足，阴气凝郁，气机阻滞所致。

治法：助元阳。

取穴：揉外劳宫（重用）、清脾、清胃、清大肠、推大四横纹，开后用清补脾善后。

日常护理

1. 适寒温，避免感受风寒，更要注意保护腹部温暖，以免中寒。

2. 注意饮食卫生，不宜过食生冷瓜果。

3. 寒性腹痛，宜温熨之。

案例参考

1. 钱某，男，5 岁，2021 年 6 月 21 日初诊。

病史：腹痛一日，昨天吃自助餐后引发腹痛，两日未便，舌红苔厚腻，腹胀。

取穴：清胃、清大肠、推大四横纹。

复诊：推后大便 1 次量多臭味重，腹痛止。

改穴：清胃，清补脾，推大四横纹。继续推 2 次痊愈。

2. 王某某，男，三岁半，2021 年 7 月 20 日初诊。

病史：患儿近半年经常肚脐周围痛，腹痛绵绵，时作时止，喜温喜按，大便稀溏，易感冒。面色萎黄，纳少，舌淡苔白。

取穴：揉外劳宫、清胃、清补脾。

复诊：推拿 5 次后，腹痛次数明显减少，食量明显增加。守原穴推拿 4 次，面色红润，腹痛不再发作，食欲好，大便正常而治愈。

3. 赵某，女，三岁半，2021 年 8 月 5 日诊。

病史：腹痛半天，患儿于昨日进食过量肉类、水果、饮料，引起腹痛，夜卧不宁，二便正常，面红唇红，舌红苔厚腻，腹胀。

取穴：清胃、推天河水、推大四横纹、清大肠。推

1 次后腹痛止，大便 1 次量多。继推 2 次痊愈。

胃食管反流症

胃食管反流症分为吐酸、泛酸、吞酸三种情况。吐酸指的是胃酸过多，胃气上逆而吐出；吞酸指的是自觉有酸水上至咽喉，而吞下；泛酸则指胃酸上泛，有烧心感，还有咽部疼痛、咽下困难等症状。患儿以年长儿为主，少数患儿由于先天贲门发育不全或喉骨发育不全时，出现吞咽困难等相似症状，亦被诊为胃食管反流。

病因病机

胃食管反流病，属于肝胃病症，是指本应向下传导的胃内容物反流到食管，引起烧心、反流、胸骨后疼痛及咽部异物感等症状的一种疾病。肝气瘀滞，脾运化不良，胃气不得下行，湿热相搏。胃食管反流病在中医内科中可包括在嘈杂、反胃等疾病中，多发生于空腹或饭后 1 小时左右。

辨证论治

（1）肝胃郁热

临床表现：烧心、反酸、胸骨后疼痛以及急躁易怒。

治法：疏肝泄热、和胃降逆。

取穴：平肝、清胃、运顺运八卦。

（2）胆热犯胃证

临床表现：口苦、口干、胸胁下疼痛、急躁易怒、失眠、烦躁。

治法：以清热利胆、降逆和胃为主。

取穴：平肝、推天河水、清胃。

（3）痰浊证

临床表现：吞咽困难、呛咳、声音嘶哑、咽喉异物感。

治法：以解郁化痰、胃降逆为主。

取穴：清补脾、推大四横纹、平肝、清胃。

日常护理

1.在饮食中要以高蛋白高纤维的食物为主，要多吃新鲜的蔬菜水果、鱼肉、鸡蛋清、牛奶以及大豆制品，适度补充新鲜的水果、蔬菜，保证维生素及纤维素的摄入。

2.要低脂饮食，减少高脂食物的摄入，例如巧克力、煎鸡蛋等。

3.要减少刺激性的食物摄入，例如辣椒、大蒜、薄荷、柠檬汁、番茄汁等。

4.要忌浓茶以及咖啡。最好不要吃一些可以诱发反流的食物或饮品，比如油腻煎炸食物、腌制食物、高脂肪食物、酸辣刺激性食物等。

呃逆

呃逆，古称"哕"，俗称"打嗝"。是胃气上逆的一种病症。临床以气逆上冲，出于喉间，呃逆连声，声短而频，不能自止为主要特征。本证主要因寒、热二气相搏，胃气上逆动膈所致。

呃逆可偶然单独发生，亦可兼见于他病，这里主要介绍以单纯出现的持续性呃逆为主，若在其他疾病过程中出现呃逆，亦可参考本篇内容进行辨证论治。

病因病机

本病多因饮食不当、中焦虚寒、湿热郁肺、胃阴不足所致。

呃逆初起，呃声响亮有力，连续发作，多实；呃而大小便不利者，多实。久病而乍呃，呃声低怯无力而断续者，多虚；呃而清便自调者，多虚。

1. 饮食不当

小儿脾常不足，胃肠狭小，若乳食不节，停积不化，则气滞不行，升降失常，胃气上逆动膈而发生呃逆。

2. 中焦虚寒

小儿禀赋不足，或后天失调，过食生冷，或过服寒凉药物，损伤中阳，中气虚寒，寒凝气滞，胃失和降，气逆动膈而呃逆。

辨证论治

呃逆一证，有寒热虚实之分，治疗应分别采用温、清、补、泻的方法。凡呃逆声强气盛而脉见滑实者，多宜清降。若声小息数，脉见微弱者，多宜温补。寒呃可温可散，寒去气自舒。热呃可清可降，热退则气自平。

1. 实证有热

临床表现：如呃声持续高亢、有力者多属实证，有时伴口臭、烦渴、便干等热象。

治法：清火降逆，和胃止呃。

取穴：运顺运八卦、清胃、推六腑。

2. 虚证有寒

临床表现：呃声低怯无力而断续者，多属虚证，有时伴食少便溏、手足不温。

治法：温补脾胃，和胃降逆。

取穴：运顺运八卦、揉外劳宫、清补脾。

日常护理

1. 进食不要急、快、冷、烫，要细嚼慢咽，进易于消化富有营养的食物。

2. 小儿在啼哭气郁之时，不宜进食。呃逆发生之后，较大的小儿可令其做深呼吸，或按摩前胸，自天突至神阙，引气下行。用听音乐、看电影、讲故事等方法，可使之转移注意力。

肠系膜淋巴结炎

肠系膜淋巴结炎是现代医学病名，传统医学并无相应病名，它是随着彩色多普勒超声检查技术的推广与应用，其检出率大大提高，临床相关报道逐年增多，已成为目前临床研究新的关注点，以"腹痛"遇寒加重为主要临床特征，常伴随低热或炎症。现阶段对本病的认识大多源于个人的经验判断。

病因病机

小儿脏腑娇嫩，形气未充，经脉未盛，卫外不固，脾常不足，寒热不能自调，易为内、外因素所扰，凡寒、暑、湿、热之邪侵入腹中，脾胃运化功能失调，邪滞于中，气机阻滞，血脉凝滞或痰食交阻，结于腹部而成痰核（肿大淋巴结），不通则痛。本病病位在脾胃及大、小肠，病机属性有寒热之分，病理产物主要为"痰""热""瘀"，病机关键为肠腑壅滞阻络，不通则痛。疾病发生发展过程中以实证为主，或虚中夹实。

辨证论治

1. 乳食积滞证

临床表现：腹部胀满不舒，按之疼痛加剧，口气酸臭，不思乳食，或伴恶心，夜卧不安，舌红苔白厚，脉沉滑。

彩色多普勒超声表现：脐周或右下腹多发肿大淋巴结，内部回声均匀，轮廓清晰，CDFI显示淋巴结内可探及丰富血流信号。

治法：消积化滞，行气止痛。

取穴：揉外劳宫10分钟，推大四横纹10分钟，平肝10分钟。

2. 胃肠结热证

临床表现：脐周疼痛，腹胀，疼痛拒按，易烦躁，渴喜冷饮，手足心热，小便黄赤，或伴大便秘结，舌红苔黄，脉数。

彩色多普勒超声表现：右下腹多发肿大淋巴结，内部回声均匀，轮廓清晰，CDFI显示淋巴结内可探及丰富血流信号，血流快。

治法：散结止痛，通腑泄热。

取穴：清脾胃10分钟，推大四横纹10分钟，推六腑 10 分钟。

3. 脾胃虚寒证

临床表现：反复腹痛，脐周尤甚，时作时止，轻摩腹部或得食后痛减，食欲欠佳，稍食即有饱腹感，体形偏瘦，神疲、易乏力，面色萎黄，手足欠温，舌淡苔白，脉缓。

彩色多普勒超声表现：脐周多发肿大淋巴结，内部回声均匀，轮廓清晰，CDFI 显示淋巴结内可探及星点状血流，血流不丰富，流速相对缓慢。

治法：温中健脾，缓急止痛。

取穴：揉二人上马 10 分钟，揉外劳宫 10 分钟，清补脾 10 分钟。

4. 气滞血瘀证

临床表现：脐周刺痛或胀痛，疼痛拒按，多于夜间发作，痛有定处，脐周或可扪及包块，推之不移，舌质暗红或有瘀点，脉细或涩。

彩色多普勒超声表现：腹腔肠系膜上可见散有肿大淋巴结，脐周簇集，内部回声均匀，轮廓清晰，CDFI 显示淋巴结内可探及星点状血流，血流不畅、流速缓慢。

治法：平肝 10 分钟，推大四横纹 10 分钟，推天河水 5 分钟。

取穴：少腹逐瘀汤加减；腹胀不舒者予川楝子、木香行气止痛。

5. 淋巴结腹部中寒证

临床表现：腹痛绵绵，喜温喜按，得温痛减，遇冷则甚，面色少华，手足不温，舌淡苔白，脉沉细。

彩色多普勒超声表现：脐周多发肿大淋巴结，内部回声均匀，轮廓清晰，CDFI 显示淋巴结内可探及点状血流，血流不丰富，流速相对缓慢。

治法：温中补虚，缓急止痛。

取穴：推三关 3 分钟，补肾 10 分钟，揉外劳宫 10 分钟，推天河水 10 分钟。

日常护理

1. 日常饮食：儿童肠系膜淋巴结炎在日常应当注意饮食，避免吃一些生冷寒凉刺激性的食物，饮食要以柔软易消化为主，可以适当地吃一些米粥、软烂的面条、蔬菜粥等。

2. 避免过度运动：儿童肠系膜淋巴结炎在日常应当避免过度运动，由于过度运动可能会引起腹部不适的症状，需要适当活动。

便秘

便秘是指大便秘结不通，排便次数减少或间隔时间延长，或便意频而大便艰涩排出困难的病症。可单独存在，也可继发于其他疾病的过程中。

西医学所称的"习惯性便秘""肠蠕动减弱"所致便秘、"肛裂痔疮直肠炎"等肛门直肠疾患引起的便秘以及药物引起的便秘等，均可参考本篇内容辨证论治。高热患儿兼见便秘，除按热性病辨证治疗外，亦可参考本篇内容处理。

病因病机

本证多因燥热内结及肝气郁结、乳食积滞、气血两虚所致。病机关键是大肠传导功能失常。若脾胃升降功能失常，或肝气失疏则胃失和降；或肾气失煦脾胃升降无力，导致大肠传导失职而形成便秘。

1. 燥热内结

多因素体阳盛或过食辛辣香燥之品，而致肠胃积热；或过用辛温香燥药物，而致伤津耗液；或热病之后，余热留恋，燥热内结肠道，津液不足，失于输布，肠道干涩，传导失常，形成热秘。

2. 肝气郁结

忧愁思虑，或久坐少动，或术后肠道粘连，或跌打损伤损及肠胃，或虫积肠道，或肺气不降滞，导致大肠气机郁滞，通降失常，传导失职，糟粕内停而形成气秘。

3. 乳食积滞

多因喂养不当，乳食不节，或过食肥甘生冷和难以消化之物，伤害肠胃，以致运化失常，停滞中焦，久而成积，积久化热，积热蕴结肠道而致便结。

4. 气血两虚

多因禀赋不足或后天失调，或吐衄便血，或壮热大汗，或妄施攻下，使津液耗竭，均致身体虚弱，气血两衰。气虚则大肠传导无力，血虚则津液不能滋润大肠而致便秘。

辨证论治

平素喜食辛辣厚味，煎炒油炸者，多致胃肠积热而成热秘；因跌仆、手术或有痰湿虫积，多致气机郁滞而成气秘；若病后妄施攻下、吐衄便血，或壮热大汗，其便秘多为气血阴津亏损所致。

大便坚硬者，多为热秘或阴血虚秘；大便不干不硬者，多属气虚秘。

本证治疗，以润肠通便为基本法则。临证应根据病因不同，分别采用消食导滞、清热润肠、理气通便、益气养血等治法。

1. 燥热内结

临床表现：大便干结，排出困难，甚至便秘不通，腹胀，或兼呕吐，或兼口臭唇疮，面赤身热，小便短黄，舌苔黄燥，脉象滑实，指纹紫滞。

治法：清热润肠通便。

取穴：运水入土、清大肠、平肝清肺、推天河水。

2. 肝气郁结

临床表现：胸胁痞满，噫气频频，胃纳减少，欲便不便，甚则腹胀疼痛，舌质红，苔白或腻，脉弦纹滞。

治法：理气导滞通便。

取穴：清补脾、清大肠、运水入土、平肝、运顺运八卦。

3. 乳食积滞

临床表现：大便秘结，脘腹胀痛，不思乳食，手足心热，小便黄少，舌苔黄腻，脉象沉实或指纹紫滞。

治法：消积导滞，清热化湿。

取穴：清补脾、清大肠、运水入土、平肝、清胃。

4. 气血两虚

临床表现：面唇爪甲㿠白无华，大便艰涩不畅，短气，乏力，舌淡嫩，苔薄白，脉象细弱，指纹色淡。

治法：益气补血，润肠通便。

取穴：揉外劳宫、清补脾、揉二人上马、运水入土、清大肠。

5. 独穴治法

独揉神阙（肚脐）。

日常护理

1. 适量多饮水，多进食蔬菜、水果，尤其是粗纤维类蔬菜。

2. 经常参加体育活动，避免久坐少动。

3. 对患儿进行排便训练。养成定时排便的习惯。

案例参考

1. 李某某，男，两岁半，2021 年 1 月 6 日初诊。

病史：患儿大便干结，排便困难 1 年，服乳果糖或外用开塞露方可排便，近一周加重，便秘不通，面赤身热，腹胀，小便短赤，伴口臭，舌质红，苔黄燥。

取穴：清大肠、清胃、推天河水、推大四横纹。

复诊：大便一次呈羊粪状。继推四日，病情减轻，可自行排便，2 日一次，大便前干后呈条状。继推七日，大便呈条状软便，口气消痊愈。

2. 张某，女，两岁半，2022 年 2 月 3 日初诊。

病史：患儿 5 日未大便，需用开塞露才便下球状干便。因便干经常发生肛裂，每次大便都哭闹，口气重，纳可，夜卧不宁，舌红苔黄厚。

取穴：清大肠、清胃、推天河水、推大四横纹。

复诊：大便一次，仍干，未肛裂。守上方推拿，两天大便一次，初硬后软。继续推拿 5 天，大便一至两天一次，形质正常。

口疮

口疮又名"口疳"，是常见的口腔内膜溃烂性疾病。临床以口颊、舌边、上腭、齿龈等处发生黄白色如豆样大的溃烂点为主要特征。本病多由火热毒邪所致。

病因病机

本病多由心脾积热、复感邪毒乃虚火上炎、阴液亏耗等因所致。

1. 心脾积热，复感邪毒

小儿过食膏粱厚味，或饮食不调，致脾胃积热，心火亢盛，热盛化火，循经上攻口腔，或口腔不洁，邪毒入侵，发为本病。

2. 虚火上炎，阴液亏耗

素体阴虚，或久病伤津，阴液亏耗，水不制火，虚火上炎而致本病。

辨证论治

初起发热、头痛、食欲不振、大便秘结、小便短赤，苔薄黄或糙腻，舌质较红，唇部和口腔黏膜发生疱疮，如针尖大小，周围有红晕。

疱疮散在和成簇汇集，灼热疼痛，口臭流涎。

本病应与口糜鉴别：口糜，见满口糜烂，或口唇及舌上出现豌豆大小糜烂点，周围有红晕；口腔内有特殊气味，糜烂蔓延至咽喉，可致患儿不能哺乳进食。

本病有虚实之分，凡溃疡周围鲜红，疼痛较甚、口臭流涎甚或发热、口渴小便短赤，大便干结者，为实证，宜清热解毒，通腑泻火之法。若溃疡较小、周围淡红或淡白，疼痛较轻，但病程较长，兼见神疲，颧红，口干者，为虚证，宜滋阴降火之法。

1. 脾胃积热

临床表现：口腔溃疡较多，周围红赤，疼痛拒食，烦躁多啼，口臭涎多，小便短赤，大便干结。或兼见发热、口渴。舌红苔黄，脉滑数。

治法：清热解毒，通腑泻火。

取穴：清脾、清胃、推天河水。

2. 心火上炎

临床表现：口腔溃疡、色红疼痛，饮食困难，心烦不宁，口干欲饮、小便短赤，舌尖红赤，苔薄黄、脉滑数。

治法：清心导热。

取穴：清脾、清胃、推天河水。

3.虚火上浮

临床表现：口腔溃疡，稀散色淡，不甚疼痛，口流清涎，神疲颧红，口干不渴，舌质淡红，苔少或无，脉象细数。

治法：滋阴降火。

取穴：清脾、清胃、推天河水、揉二人上马。

选穴：涌泉。

日常护理

1.保持口腔清洁，若出现破损，及时擦冰硼散。

2.注意饮食卫生，避免服食过热、过咸、过酸之物。

案例参考

1.张某某，男，四岁半，2021年10月6日初诊。

病史：患儿口腔黏膜及牙龈处见多个溃疡面，牙龈红肿，纳少，寐差，小便黄，大便干，舌红苔黄。

取穴：顺运八卦、清脾胃、推天河水。

复诊：推拿三次，口疮减轻。继推三天痊愈。

2.张某，女，2012年10月7日初诊。

病史：口疮发热两天，不敢吃奶，大便干、烦躁、哭闹不安。查体：口内及舌面有多处小溃疡，舌红苔腻，咽充血，指纹青紫过气关。体温 38.5℃。

诊断：口疮（外感风热，内伤乳食，脾胃蕴热，上熏口舌）。

治法：清热泻火。

取穴：清脾胃、推六腑、推天河水。

复诊：热退，口疮减轻，流口水，已能进食。改穴：顺运八卦、清胃、推天河水、揉小横纹。连续推拿三次痊愈。

3. 李某，女，3 岁，2021 年 11 月 20 日初诊。

病史：患儿于三天前出现舌边溃疡，色赤疼痛，饮食困难，心烦不安，口干欲饮，小便短黄，舌尖红，苔薄黄。

取穴：清脾胃、推天河水、推大四横纹。

复诊：推拿两次，口疮减轻。继续按上穴治疗四天而痊愈。

第九章

呼吸系统（肺系）

感冒综合征

感冒是外感风邪引起的肺系疾病，以发热、恶寒、鼻塞、流涕、喷嚏、咳嗽、头痛、全身酸痛等为主要临床表现。感冒又称"伤风"。病名首见于杨仁斋的《仁斋直指方论·诸风》。本病相当于西医学的"急性上呼吸道感染"。

感冒一年四季均可发生，以冬春时节及气候骤变时发病率较高。任何年龄小儿均可发病，婴幼儿更为常见。因小儿肺脏娇嫩，脾常不足，神气怯弱，肝气未充，感邪之后，易出现夹痰、夹滞、夹惊的兼证。本病若及时治疗，预后良好，若是病情加重，表邪入里，可发展为咳嗽、肺炎喘嗽，或邪毒内传，发生水肿、心悸等变证。

病因病机

小儿感冒发生的原因以感受风邪为主，风为百病之长，常兼杂寒、热、暑、湿、燥邪，以及时邪疫毒等致病。气候变化，寒温交替，调护失宜等常为发病诱因。当小儿正气不足、机体抵抗力低下时，外邪便乘虚而入，发为感冒。正如《幼科释谜·感冒》所言："感冒之原，由卫气虚，元府不闭，腠理常疏，虚邪贼风，卫阳受撼。"说明小儿感冒的病因与卫气不足密切相关。

感冒的病变部位主要在肺卫。病机关键为肌表失疏，肺气失宣。肺主皮毛，司腠理开合，开窍于鼻，外邪自口鼻或皮毛而入，客于肺卫，致表卫失司，卫阳受遏，肺气失宣，出现发热、恶风寒、鼻塞流涕、喷嚏、咳嗽等证候，发为感冒。小儿感冒病变常累及于脾、心、肝，出现夹痰、夹滞、夹惊的兼证。

1. 感受风寒

小儿脏腑娇嫩，形气未充，腠理疏薄，表卫不固，加之寒暖不知自调，易受外邪侵袭而发病。风寒之邪，由皮毛而入，束于肌表，郁于腠理。寒主收引，致使肌肤闭郁，卫阳不得宣发，导致恶寒、发热、无汗；寒邪束肺，肺气失宣，则致鼻塞、流涕、咳嗽；寒邪郁于太阳经脉，经脉拘急收引，气血流通不畅，则致头痛、身痛、肢节酸痛等症。

2. 感受风热之邪

由口鼻而入，侵犯肺卫，上攻咽喉。肺气失宣，卫气不畅，则致发热较重、恶风、微有汗出；风热之邪上扰，清窍不利则头痛；热邪客肺，肺气失宣，则致鼻塞、流涕、喷嚏、咳嗽；咽喉为肺胃之门户，风热上乘咽喉，则致咽喉肿痛等证候。小儿肌肤薄，藩篱疏，感邪之后易于传变，即使是外感风寒，正邪相争，寒易化热，或表寒未解，里热已炽，形成表寒里热之证。

3. 感受暑湿

夏令暑湿当令，黏腻重浊，束表困脾，而致暑邪感冒。暑邪外袭，卫表失宣，则致发热，无汗；暑邪郁遏，清阳不升，则致头晕头痛；湿邪遏于肌表，则身重困倦；湿邪困于中焦，阻碍气机，脾胃升降失司，则致胸闷、泛恶、食欲不振，甚至呕吐、泄泻。

4. 感受时邪

外感时疫毒邪，犯于肺胃二经。疫毒性烈，易于传变，故起病急，病情重。邪犯肺卫，郁于肌表，则初起发热、恶寒、肌肉酸痛；毒热上炎，则目赤咽红；邪毒犯脾，升降失司，则见恶心、呕吐、泄泻等症。

由于小儿肺脏娇嫩，感邪之后，失于宣肃，气机不畅，津液输布不利而内生痰液，痰壅气道，则咳嗽加剧，喉间痰鸣，产生感冒夹痰。小儿脾常不足，乳食不知自节，感邪之后，肺病及脾，脾运失司，乳食停滞，阻于中焦，气机不利，则脘腹胀满，不思乳食，甚或呕吐、大便稀薄，产生感冒夹滞。小儿神气怯弱，肝气未充，筋脉未盛，感邪之后，热扰心肝，易致心神不宁，睡卧不安，惊惕龄齿，甚至抽搐，产生感冒夹惊。

辨证论治

本病辨证重在辨风寒、风热、暑湿、表里、虚实。根据发病季节及流行特点，冬春两季多为风寒、风热感冒；夏季多为暑邪感冒；发病呈流行性者多为时疫感冒。根据全身及局部症状，凡恶寒，无汗，流清涕，咽不红，舌淡，苔薄白，脉浮紧，指纹红为风寒之证；若发热恶风，有汗，鼻塞流浊涕，咽红，舌苔薄黄，脉滑数，指纹紫为风热之证。暑邪感冒发热较高，无汗或少汗，口渴心烦为暑热偏盛之证，若胸闷、泛恶、身重困倦、食少纳呆，舌苔腻为暑湿偏盛之证。时疫感冒起病急，发热、恶寒，无汗或少汗，焦躁不安，头痛，肢体酸痛，多为表证；若恶心，呕吐，腹胀、大便稀薄、耳红目赤，多为里证。

感冒为外感疾病，病在肌表肺卫，属表证、实证。若反复感冒、体质虚弱、汗多、畏寒，多为虚实夹杂证。感冒的兼证，不论轻重，其证候与感冒有关，感冒缓解，兼证减轻。若感冒减轻而兼证加重，辨证时应注意有无其他病症。

1. 主证

（1）风寒感冒

临床表现：恶寒，发热，无汗，头痛，身痛，鼻流清涕，喷嚏，咳嗽，口不渴，咽无红肿及疼痛，舌淡红，苔薄白，脉浮紧，指纹浮红。本证常发生于寒冷季节，由风寒之邪外袭而致。以恶寒，无汗，鼻流清涕，咽不红，脉浮紧或指纹浮红为特征。表寒重者恶寒无汗，头痛肢体酸痛。若患儿素蕴积热，复感风寒之邪，则有发热、恶寒、头痛、身痛、流清涕，面赤唇红、口干渴、咽红、舌质红、苔薄黄等外寒里热之证。小儿感冒风寒，邪盛正实者，正邪交争激烈，易于化热，演变转化为热证。

治法：辛温解表散寒。

取穴：揉一窝风 10 分钟，平肝清肺 10 分钟。

加减法：无汗拿列缺（双侧）各 5 分钟。

（2）风热感冒

临床表现：发热，恶风，有汗或少汗，头痛，鼻塞流浊涕，喷嚏，咳嗽，痰稠色白或黄，咽红肿痛，口干渴，舌质红，苔薄黄，脉浮数，指纹浮紫。辨证本证可因感受风热之邪引起，也可由风寒感冒转化而来。以发热重，鼻塞流浊涕，咳痰黏稠，咽红，舌质红，苔薄黄，脉浮数，指纹浮紫为特征。表热重者高热，咳嗽重，痰稠色黄，咽红肿痛。咽部是否红肿，为本证与风寒感冒的鉴别要点。

治法：辛凉解表清热。

取穴：平肝清肺 15 分钟，推天河水 15 分钟。

加减法：高热者，加推六腑 10 分钟；咳嗽重，痰稠色黄者，加揉小横纹宣肺止咳祛痰；咽红肿痛者，加清胃清热利咽；大便秘结者，加清大肠通腑泄热。

（3）暑邪感冒

临床表现：发热，无汗或汗出热不解，头晕、头痛，鼻塞，身重困倦，胸闷，呕恶，口渴心烦，食欲不振，或有呕吐、泄泻，小便短黄，舌质红，苔黄腻，

脉滑数,指纹紫滞。本证发于夏季,由感受暑湿之邪而致。以发热,头痛,身重困倦,食欲不振,舌质红,苔黄腻为特征。偏热重者高热,头晕、头痛,口渴心烦,小便短黄;偏湿重者身热不扬,有汗或汗出热不解,身重困倦,胸闷,泛恶,食欲不振,或呕吐、泄泻。

治法:清暑解表化湿。

取穴:清胃10分钟,清补脾10分钟,顺运八卦10分钟,平肝清肺10分钟,推天河水10分钟。

加减法:尿少色黄加利小便10分钟。

(4)时疫感冒(同流行性感冒)

2.感冒兼证

(1)感冒夹痰

临床表现:感冒兼见咳嗽较剧,痰多,喉间痰鸣。属风寒夹痰者痰白清稀,恶寒,无汗,或有发热,头痛,舌淡红,苔薄白,脉浮紧,指纹浮红;属风热夹痰者痰稠色白或黄,发热,恶风,微汗出,口渴,舌质红,苔薄黄,脉浮数,指纹浮紫。

治法:辛温解表,宣肺化痰;辛凉解表,清肺化痰。

取穴:在疏风解表的基础上,风寒夹痰证加揉一窝风10分钟,推上三关3分钟;宣肺化痰。风热夹痰证加推大四横纹10分钟清肺化痰。

（2）感冒夹滞

临床表现：感冒兼见脘腹胀满，不思饮食，呕吐酸腐，口气秽浊，大便酸臭，或腹痛泻，或大便秘结，小便短黄，舌苔厚腻，脉滑，指纹紫滞。

治法：解表兼以消食导滞。

取穴：在疏风解表的基础上，加用清补脾加减。常加用清胃 10 分钟，清补脾 10 分钟消食化积；清大肠 10 分钟导滞消积。若大便秘结，小便短黄，加顺运八卦通腑泄热表里双解。

（3）感冒夹惊

临床表现：感冒兼见惊惕，齘齿，哭闹不安，睡卧不宁，甚至骤然抽搐，舌质红，脉浮弦，指纹青滞。心肝热重者舌质红，脉弦数。

治法：解表兼以清热镇惊。

取穴：在疏风解表的基础上，加用捣小天心加减。常加用平肝 10 分钟清热镇惊。另可用捣小天心（双侧）各 500 下，镇惊安神，预防惊厥发作。

（4）体虚感冒

临床表现：反复感冒、体质虚弱、汗多，畏寒，多为虚实夹杂证。感冒的兼证，不论轻重，其证候与感冒有关，感冒缓解，兼证减轻。若感冒减轻而兼证加重，辨证时应注意有无其他病症。

治法：益气固表

取穴：在疏风解表的基础上，加揉二人上马10分钟，若畏寒怕冷，手足不温加揉外劳宫10分钟，体虚乏力加清补脾10分钟。感冒后期可按此方保健3～5天，体虚患儿可按照本书后肺系保健法进行推拿。

日常护理

日常预防

1. 经常户外活动，呼吸新鲜空气，多晒太阳，加强锻炼。

2. 随气候变化，及时增减衣服。

3. 避免与感冒病人接触，感冒流行期间少去公共场所。

确诊后护理

1. 居室保持空气流通、新鲜。每天可用食醋加水熏蒸1次，进行空气消毒。

2. 饮食宜清淡、易消化，忌食辛辣、冷饮、肥甘厚味。

3. 注意观察病情变化。

扁桃体炎

扁桃体炎一般是指腭扁桃体的非特异性炎症，可分为急性扁桃体炎、慢性扁桃体炎。急性扁桃体炎为腭扁桃体的急性非特异性炎症，往往伴有程度不等与范围不一的急性咽炎，是一种很常见的咽喉疾病。多发于儿童及青年，在季节更替、气温变化时容易发病。

本病具有传染性，传染潜伏期约 2～4 天，为飞沫或直接接触传染，通常呈散发性。慢性扁桃体炎是腭扁桃体隐窝及其实质的慢性炎症。发病年龄以 7～14 岁最多，青年次之，老年最少。本病一般属中医学"乳蛾""喉痹""咽喉肿痛"等范畴。

病因病机

脏腑病位在肺胃，本病的发生，多因风热侵袭，脾胃积热，肺肾阴亏，虚火上炎所致。

阳蛾

风热侵袭，胃火炽盛，致火热内盛属阳证，是为阳蛾。

阴蛾

急乳蛾缠绵日久，邪热伤阴；或治疗中寒凉攻伐太过，损伤元阳；或温热病后，阴液亏损，余邪未清，以及素有肺肾阴虚，虚火上炎，与余邪互结喉核，发为慢乳蛾，是谓阴蛾。

辨证论治

1. 风热外侵（初起）

临床表现：咽痛，轻度吞咽困难，伴发热、恶寒、咳嗽、咯痰等症，咽黏膜充血，扁桃体红肿，未成脓，舌苔薄白，脉浮数。发热恶寒，咽喉疼痛，乳蛾红肿，但无明显脓点，舌边尖红，舌苔薄白，脉浮数。

治法：疏风清热、消肿利咽。

取穴：平肝清肺、清胃、推天河水。

2. 胃火炽盛

临床表现：咽痛较甚，吞咽困难，身热，口渴，大便秘结，咽部及扁桃体充血红肿，上有脓点或脓肿，舌红，苔黄，脉滑数。发热不退，口渴多饮，乳蛾明显红肿，或者有黄白色脓点，易剥离，口臭，大便秘结，舌质红，舌苔黄，脉滑数。

治法：泄热解毒，利咽消肿。

取穴：清胃、平肝清肺、推六腑。

3. 阴虚火旺

临床表现：咽部干燥、灼热，微痛不适，干咳少痰，手足心热，精神疲乏，或午后低热，颧赤，扁桃体暗红、肿大，或有少许脓液附于表面，舌红，苔薄，脉细数。多为午后发热，咽部发干，乳蛾暗红肿大且表面不平，精神疲惫，干咳少痰，手足心热，舌质红，舌苔少，脉细而数。

治法：滋阴降火，清利咽喉。

取穴：揉二人上马、平肝清肺、推天河水。

日常护理

1. 保持病室空气流通及适当温度。高热者应配合物理降温措施。

2. 患儿的饮食宜清爽，忌荤腥发物，以防助长邪势。

3. 做好口腔护理。可用银花甘草液漱口，每日3～6次。另外，应积极治疗急性扁桃体炎，防止迁延成慢性或变生他病。

百日综合征（百日咳）

百日咳亦称为顿咳，是由时邪疫毒所引起的一种呼吸道传染病。临床以阵发性痉咳，咳后有特殊的吸气性吼声（通常所谓鸡鸣样回声），最后倾吐痰涎泡沫而止为特征。本病初起类似外感，继而出现阵发性、痉挛性咳嗽，后期痉咳减缓，遂逐渐趋于平静，恢复健康。但亦有在痉咳期出现严重变证者，临床不可忽略。

本病多发生于冬、春两季，5 岁以下的婴幼儿最易感染，年龄越小，病情会越重，10 岁以上小儿则极少罹患。病程较长，可持续 2 ～ 3 个月以上，故对患儿健康影响较大。身体虚弱的小儿尤应注意及早采取积极有力的治疗措施。

病因病机

本病主要由于内蕴伏痰，外感时邪疫毒所致。

1. 时邪疫毒，首犯肺卫

小儿肺脏娇嫩易受外邪侵袭，邪伤肺卫，肺失宣肃，肺气上逆，故初期可见咳嗽、流涕、喷嚏或伴有发热等。

2. 邪郁化热，热灼肺津

邪郁化热则炼液成痰、灼伤肺津，痰热互结则阻遏气道，肺失清肃则壅塞不宣，以致肺气上逆而见痉咳发作，必待气道之痰涎咯出而暂得缓解。痉咳发作时，由于气机失调，病及于胃，胃失和降，则呕吐乳食；咳伤肺络，则可见衄血、双目出血、痰中带血等。

2 岁以下的婴幼儿虽无典型痉咳阵作，但会因为无力咯痰，辄因痰闭气道，呼吸不利而导致憋气窒息；或痰动风生而出现抽搐昏迷等危重临床表现。

3. 肺气虚弱，阴津受损

火热熏肺，肺之阴津耗损，故可见咳呈干呛，少痰或无痰，汗出，舌苔薄干或光剥；或见咳声不畅，咳而无力，精神萎靡、食欲不振、形体消瘦等肺之气阴两虚的临床表现。

辨证论治

患儿有与顿咳患儿接触史。

初起类似感冒咳嗽，2 ～ 3 天后咳嗽，日渐加剧，痰稀白，量不多，且日轻夜重。

典型痉咳。严重者可有呕吐、衄血、结膜出血、舌系带溃疡等症状。

因本病初起的临床见证类似感冒，应注意与各种外感咳嗽相鉴别。

顿咳的治疗，应着重痉咳期。本期若能"截断扭转"，控制病情，既可减轻患儿的痛苦，又能避免变生他证。

1. 邪犯肺卫（初咳期）

临床表现：咳嗽、喷嚏、流涕或见发热，2～3天后逐渐加剧，痰白而稀，或痰黏稠不易咯出，顿咳以夜间较甚。偏于风寒者，舌苔薄白，脉浮紧；偏于风热者，舌苔薄黄，脉浮数。

治法：偏于风寒者宜祛风散寒，宣肺止咳。偏于风热者宜疏表清热，化痰降气。

取穴：

（1）偏风寒：揉一窝风，运顺运八卦，平肝清肺，推天河水。

（2）偏风热：揉一窝风，运顺运八卦，平肝清肺，推六腑。

2. 痰火阻肺（痉咳期）

临床表现：咳嗽阵作，日轻夜重，咳时连声不已，咳剧时伴有如鸡鸣样的深吸气吼声，在吐出痰涎或食物后，痉咳方可暂止。发作时可兼见涕泪俱作，腰弯背曲，胸胁疼痛，头额汗出，眼泡浮肿，两手握拳，甚者面红目赤，或双目出血，或见鼻衄，或痰中带血，舌质偏红，舌苔黄腻，脉滑数。

治法：泻肺镇咳。

取穴：逆运顺运八卦、揉小横纹、推六腑、捣小天心。

3. 气阴耗伤（恢复期）

临床表现：痉咳缓解，咳嗽次数减少，咳而无力，或干咳、痰少，神疲气弱，困倦乏力，舌质淡红，苔少或光剥，脉象细数。

治法：益气养阴，健脾补肺。

取穴：揉二人上马、清补脾、清肺。

日常护理

1. 保持室内空气清新，防止异味刺激，避免受凉。
2. 忌食生冷瓜果。
3. 避免惊吓等精神刺激。

过敏性咳嗽

过敏性咳嗽（又称咳嗽变异型哮喘或隐匿型哮喘），属于哮喘的一种表现形式，西医中此疾病认为气道可呈高反应性。其临床特征是：咳嗽反复持续发作两个月以上，经刺激后有阵发性干咳，少量白痰，以夜间和清晨为主要发作时间。特点：病期长，反复难愈。现阶段，西药主要以茶碱类、肾上腺素皮质激素以及受体激动剂进行治疗，有一定疗效。然其缺点为：药物有副作用，对药品有依赖性即停药后复发，无法根治。而中医可以通过不同的病因病机，采用不同的治疗方法，从而达到更好的治疗效果。

病因病机

中医认为过敏性咳嗽主要是由肺失肃降、脾失健运、肾亏阴虚引起的；西医则认为其是由外界因素引起的，比如季节的变化、使用生冷食物等。《素问·五藏生成》说"诸气者皆属于肺"，肺气的宣发与肃降，使得浊气排出体外，清气进入体内。肺为娇脏，易感外邪，使肺失肃降，气机不畅，而致咳。脾主运化，如若脾气健运，则养阴生津，脏腑形体官窍得养；脾失运化，津液不能输布正常，聚湿成痰，上犯于肺，阻塞气机，而致咳喘，即"生痰之本在脾，痰聚之所在肺"。肺主气，肾主水为气之根，一金一水，两脏相生，为母子之脏。肾虚则难以温煦，水湿不能气化，湿聚生痰，阻塞气道，上犯于肺，以致咳喘；此外，还会因金水相生，则肾亏阴损，而难以养肺生金，从而引起咳喘。

辨证论治

肺脾肾三虚：咳嗽反复持续发作两个月以上，经刺激后有阵发性干咳，少量白痰，以夜间和清晨为主要发作时间。有过敏性体质或遗传因素。

治法：温补脾肾，佐以化痰。

取穴：揉二人上马、揉外劳宫、清补脾、补脾、平肝清肺。

日常护理

1.远离过敏原：如果宝宝出现过敏性咳嗽，应注意远离导致过敏的物质，如花粉、尘螨、动物皮毛等，避免宝宝再次接触而引起过敏性咳嗽。

2.合理饮食：注意合理饮食，以清淡、易消化的食物为主，可以多吃新鲜的蔬菜、水果，如芹菜、白菜、猕猴桃、苹果等。同时，注意少吃或不吃辛辣刺激性食物，如辣椒、胡椒等，也要避免宝宝进食易引起过敏的食物，如鸡蛋、牛奶等。此外，宝宝应多喝温开水，有利于保持咽喉部处于湿润的状态，从而减轻咳嗽的症状。

3.适当锻炼：可以适当进行户外活动，如散步、跑步等，有助于提高宝宝的机体免疫力，在一定程度上可以减少过敏性咳嗽的发作。

4.注意保暖：注意加强宝宝的保暖，外出时及时添加衣物，以免因受凉而引起呼吸道感染，加重过敏性咳嗽的症状。

5.其他护理：如果宝宝出现过敏性咳嗽，在外出时应佩戴口罩，尤其是秋冬季节。此外，室内应保持良好的通风，家长应定期开窗通风，以减少灰尘等刺激物体的吸入，避免诱发过敏性咳嗽。

支气管哮喘（喘息性支气管炎）

哮喘是小儿时期常见的一种反复发作的哮鸣气喘性肺系疾病。哮指声响言，喘指气息言，哮必兼喘，故通称哮喘。临床以反复发作性喘促气急，喉间哮鸣，呼气延长，严重者不能平卧，张口抬肩，摇身撷肚，唇口青紫为特征。常在清晨或夜间发作或加剧。本病包括了西医学所称的喘息性支气管炎、支气管哮喘。

哮喘有明显的遗传倾向，初发年龄以 1～6 岁多见。发作有较明显的季节性，春、秋两季气候多变时易于发病。大多数患儿经治疗可缓解或自行缓解，在正确的治疗和调护下，随年龄的增长，大都可以治愈。但若失于防治，喘息持续，或反复发作，迁延不愈，可延及成年，甚至遗患终身。

病因病机

哮喘的发病，内因责之于肺、脾、肾不足，痰饮内伏，以及先天禀赋遗传因素，成为哮喘之宿根；感受外邪、接触异物、饮食不慎、情志失调以及劳倦过度等，是哮喘的诱发因素。

1. 内在因素

正虚痰伏　痰饮的产生与肺、脾、肾三脏功能失常有关。小儿时期，若素体肺气不足，津液不能正常宣散敷布，不能通调水道，酿湿成痰；脾气不足，水湿不化，则聚湿生痰；肾气不足，不能温煦蒸腾水液，肾阳虚，水泛为痰；肾阴虚，炼津为痰。因此，素体肺、脾、肾不足，导致津液调节失常，水湿停聚，则聚湿生痰，痰饮内伏，形成哮喘反复发作的宿根。

禀赋因素　小儿哮喘多与先天禀赋相关，既往常有奶癣、癣疹、鼻鼽等病史，常有家族史。

2. 诱发因素

外感六淫　气候突变，感受外邪，肺卫失宣，肺气上逆，触动伏痰，痰气交阻于气道，则发为哮喘。小儿时期感受六淫之邪是引起哮喘发作的主要原因。

接触异物　如吸入花粉、螨、灰尘、烟尘、煤气、油漆、异味，以及动物毛屑、杀虫粉、棉花籽等。这些异物可由气道或肌肤而入，均犯于肺，触动伏痰，阻于气道，影响肺气的宣降，导致肺气上逆，发生哮喘。

饮食不慎　如过食生冷酸咸常使肺脾受损，即"形寒饮冷则伤肺"；如过食肥甘，也常积热蒸痰，使肺气壅塞不利，每能诱发哮喘。

劳倦所伤　哮喘每于过劳或游玩过度而发。劳倦过度耗伤正气，或汗出当风，触冒外邪，引动伏痰，肺气不利而发为哮喘。

情志失调　小儿暴受惊恐，情绪紧张，过度悲伤，所欲不遂，气郁不舒，则气机不畅，升降失常，气逆于上，引动伏痰，发为哮喘。

以上各种诱因可单独引发哮喘，亦可几种因素相合致病。

3. 发病机制

本病发病机制是外因诱发，触动伏痰，痰随气升，气因痰阻，相互搏结，阻塞气道，宣肃失常，气逆而上，出现咳嗽、气喘哮鸣，呼吸困难。正如《证治汇补·哮病》曰："哮即痰喘之久而常发者，因内有壅塞之气，外有非时之感，膈有胶固之痰，三者相合，闭拒气道，搏击有声，发为哮病。"

因于外感风寒，或内伤生冷，或素体阳虚、寒痰内伏者，发为寒性哮喘；因于外感风热，或风寒化热，或素体阴虚、痰热内伏者，发为热性哮喘。若是外寒未解，内热已起，可见外寒内热之证；若风痰未消，气逆未平，肺脾肾亏虚之证已显，又成虚实夹杂之证。

哮喘患儿，本为禀赋异常、肺脾肾三脏不足之体质，反复发作，常导致肺之气阴耗伤、脾之气阳受损、肾之阴阳亏虚，因而形成缓解期痰饮留伏，表现为肺脾气虚、脾肾阳虚、肺肾阴虚的不同临床表现。发作期以邪实为主，迁延期邪实正虚，缓解期以正虚为主，形成三期邪正虚实演变转化的复杂临床表现。

辨证论治

发作期辨寒热虚实

若哮喘发作痰白清稀或泡沫痰，伴形寒肢冷，或伴风寒表证者，多属寒性哮喘；若哮喘发作痰黄质稠难咯，伴心烦便秘，面赤唇红者，多属热性哮喘；哮作喘咳痰涌，声高息粗，或新病初起者，多属实证；哮喘久发不止，咳喘息微，气短难续者，多属虚实夹杂；咳喘缓解，气短自汗，多为虚证。

缓解期辨脏腑

重点辨在肺、在脾、在肾。若自汗出，反复感冒，痰多、便溏，属肺脾气虚；若食少便溏，动则气短，面白，形寒肢冷，则属脾肾阳虚；若面色潮红，消瘦气短，干咳少痰，舌红少苔，脉细数，属肺肾阴虚。

1. 发作期

寒性哮喘

临床表现：气喘咳嗽，喉间哮鸣，痰稀色白，多泡沫，形寒肢冷，鼻塞，流清涕，面色淡白，唇青，恶寒无汗，舌质淡红，舌苔白滑或薄白，脉浮紧，指纹红。

治法：以降气化痰平喘为大法，温肺化痰止咳平喘。

取穴：逆运顺运八卦、揉外劳宫、清肺平肝、推大四横纹。

加减：天突、膻中、肺俞，按弦走搓摩（医者用两手掌从患儿两腋下沿两胁部，搓摩至肚角处）。

热性哮喘

治法：以降气化痰平喘为大法，清肺化痰降气平喘。

取穴：逆运顺运八卦、推六腑、清肺平肝、揉二人上马。

加减：天突、膻中、肺俞，按弦走搓摩（医者用两手掌从患儿两腋下沿两胁部，搓摩至肚角处）。

2. 缓解期

肺脾气虚

临床表现：咳嗽无力，反复感冒，气短自汗，神疲懒言，形瘦纳差，面白少华或萎黄，便溏，舌质淡胖，舌苔薄白，脉细软，指纹淡。

治法：健脾益肺，补肾纳气。

取穴：揉二人上马、清补脾、推三关。

脾肾阳虚

临床表现：动则喘促，咳嗽无力，气短心悸，面色苍白，形寒肢冷，脚软无力，腹胀纳差，大便溏泄，夜尿多，发育迟缓，舌质淡，舌苔薄白，脉细弱，指纹淡。

治法：健脾益肺，补肾纳气。

取穴：揉二人上马、揉外劳宫、清补脾。

日常护理

1. 积极治疗和清除感染病灶。

2. 食宜清淡而富有营养，避免各种诱发因素如海鲜发物、冰冷饮料，咸、甜等食物及尘螨、花粉、吸烟、漆味等刺激性气味。

3. 注意气候变化，做好防寒保暖工作，冬季外出防止受寒。尤其气候转变、换季时或流感流行时，要预防外感诱发哮喘。

4. 发病季节避免活动过度和情绪激动，以防诱发哮喘。

5.普及防治知识，加强自我管理教育，调动患儿及家长的抗病积极性，鼓励病儿参加日常活动和体育锻炼以增强体质。

6.居室宜空气流通，阳光充足。冬季要保暖，夏季要凉爽通风，避免接触特殊气味。

7.哮喘发作期注意呼吸、心率等变化，及时发现病情变化，给予相应处置。

案例参考

1.崔某，男，三岁半，2005年6月5日初诊。

病史：患哮喘年余，每因感冒而发，越来越重。前天浸冷水而诱发，夜间喘咳加重，胸高抬肩不得卧，咳吐清稀黏痰，汗出大便干，用西药治疗效果不佳。

查体：面黄神疲闭目，舌淡苔薄白，喉间痰鸣，呼吸困难，脉细数。

诊断：哮喘。

治法：降气化痰平喘。

取穴：顺运顺运八卦、推大四横纹，揉二马、推六腑，以降气通便。

复诊：6月11日，推后大便一次，便后腑后已通，肺气得降，故病情明显好转，呼吸畅利，咳而微喘，精神恢复，食欲增进。按原穴推拿一次，咳喘轻微，吐痰爽利，精神活泼。改穴顺运八卦、清胃、推天河水、揉二人上马，继推三次而告愈。

2. 张某，男，7个月，2010年12月19日初诊。

病史：咳喘三天，喘咳有痰，入夜尤甚。发热，烦躁不安，入食呕吐。曾在某医院治疗未效。

查体：面色青黄，舌淡红苔白，肺部听诊有湿性啰音。X线检查：双肺纹理粗乱。测体重10公斤。

诊断：咳喘（喘息性支气管炎）。

治法：清肺化痰，止咳平喘。

取穴：顺运八卦、揉二人上马、推大四横纹，推六腑，加揉天突、膻中、肺俞、按弦走搓摩。推拿两次，仍夜间喘息，烦恼不安，大便稀。肺部听诊有哮鸣音。守上穴去二人上马加清补脾，继续推两天，喘咳减轻，易汗出。

改穴：顺运八卦，揉二人上马，清肺平肝，大四横纹天河水，推三次，病情明显好转，喘轻，晨起喉中有痰，纳增，大便正常。改用下穴：补脾、揉二人上马、揉小横纹、推大四横纹、揉膻中、肺俞，推拿四次，咳喘全消，食欲大增，安睡不闹，大便成形，体重增长

1.公斤。

10 天后随访，患儿面色红润，扶物能站立，智力增长，能发单音如"爸爸""打打"，治疗前患儿夜间咳喘烦闹，家长整夜抱着满地走，苦不堪言，现在小儿上午和下午各睡 2 小时，夜间安眠 8 小时不醒，体重增长半公斤。

肺炎喘嗽

肺炎喘嗽是小儿肺系疾患中常见的一种疾病。临床以发热、咳嗽、气急、鼻扇等症状，甚则涕泪闭塞，张口抬肩，摇身撷肚等为主要特征。病情严重者，可伴见面色苍白，四肢厥冷，大汗淋漓，脉微欲绝等心阳虚衰或壮热神昏，烦躁谵语，四肢抽搐，呼吸浅促等邪陷厥阴的危候。本病常继发于感冒、麻疹之后，或伴发于其他疾病过程中。先天不足、疳证等体质虚弱的病儿患此病后，病情常较重，且可反复发病或迁延难愈。

喘嗽的命名，首见于谢玉琼《麻科活人全书》，是对麻疹期中出现肺闭喘嗽症状时所立的临床表现病名。

至于历代文献所述的"肺风痰喘""火热喘急""马脾风"等，均属喘嗽中的一种症状，未包括本病的全部临床表现。

本病一年四季都可发生，以冬、春两季及气候骤变时更为多见。2岁以下的婴幼儿更易罹疾，年龄越小，其发病率越高，病情越重。

病因病机

肺炎喘嗽的病因包括外因和内因两方面。外因责之于感受风邪，或由其他疾病转变而来；内因责之于小儿形气未充，肺脏娇嫩，卫外不固。病位在肺，常累及脾，重者可内蹿心肝。病机关键为肺气郁闭。

风寒闭肺　风寒之邪外侵，寒邪束肺，肺气郁闭，失于宣降，肺气上逆，则致呛咳气急；卫阳为寒邪所遏，阳气不得敷布全身，则见恶寒发热而无汗；肺气郁闭，水液输化无权，凝而为痰，则见痰涎色白而清稀。

痰热闭肺　邪热闭阻于肺，导致肺失于宣肃，肺津因之熏灼凝聚，痰热胶结，闭阻于肺，则致咳嗽，气急鼻煽，喉间痰鸣；痰堵胸宇，胃失和降，则胸闷胀满，泛吐痰涎；肺热壅盛，充斥内外，则见发热，面赤口渴；肺气郁闭不解，气滞则血瘀，致口唇紫绀。

肺脾气虚　体质虚弱儿或伴有其他疾病者，感受外邪后易累及脾，导致病情迁延不愈。若病程中肺气耗伤太过，正虚未复，余邪留恋，则发热起伏不定；肺虚气无所主，则致咳嗽无力；肺气虚弱，营卫失和，卫表失固，则动辄汗出；脾虚运化不健，痰湿内生，则致喉中痰鸣，食欲不振，大便溏；肺脾气虚，气血生化乏源，则见面色无华，神疲乏力，舌淡苔薄，脉细无力。

辨证论治

肺炎喘嗽的治疗应分标本虚实，实证治标为主，以宣肺开闭、化痰平喘为基本法则。开肺以恢复肺气宣发肃降功能为要务，宣肃如常则咳喘自平。若痰多壅盛者，治以降气涤痰；喘憋严重者，治以平喘降气；气滞血瘀者，配以活血化瘀；肺与大肠相表里，壮热炽盛时可加通下药以通腑泄热。出现变证者，或温补心阳，或平肝熄风，随证施治。疾病后期，正虚或邪恋，治疗以扶正为主，兼清解余热。

1. 风寒闭肺

临床表现：恶寒发热，无汗，呛咳气急，痰白而稀，口不渴，咽不红，舌质不红，舌苔薄白或白腻，脉浮紧，指纹浮红。

治法：宣肺散寒，清热平喘。

取穴：顺运八卦、清肺平肝、推天河水、清胃。

2. 痰热闭肺

临床表现：发热，烦躁，咳嗽喘促，气急鼻扇，喉间痰鸣，口唇青紫，面赤口渴，胸闷胀满，泛吐痰涎，舌质红，舌苔黄腻，脉滑数，指纹紫滞。

治法：清热泻肺，豁痰平喘。

取穴：逆运顺运八卦、清肺平肝、推六腑、揉小横纹。

加减：惊厥加捣小天心，以通窍散郁，安神镇惊；呕吐加清胃，以和胃降逆；正虚体弱者加揉二人上马，以扶正气，助六腑退高热。

注意：

1. 治疗后体温下降，咳喘减轻者改用顺运八卦、清肺平肝、推大四横纹、推天河水，以清肺化痰止咳。

2. 对重症肺炎或出现心阳虚衰、内陷厥阴等危重症，临床应以汤药救治为主，以推拿治疗为辅，来加快患者恢复。

3.肺脾气虚

临床表现：咳嗽无力，喉中痰鸣，低热起伏不定，面白少华，动辄汗出，食欲不振，大便溏，舌质偏淡，舌苔薄白，脉细无力，指纹淡。

治法：健脾益肺，清余热化痰涎。

取穴：补脾、揉二人上马、清肺、推天河水。

日常护理

1.积极锻炼身体，预防急性呼吸道感染。

2.加强营养，防止佝偻病及营养不良是预防重症肺炎的关键。

3.保持室内空气流通，室温以 18 ～ 20℃为宜，相对湿度 60%。

4.呼吸急促时，应保持气道通畅，随时吸痰。咳嗽剧烈时可抱起小儿轻拍其背部，伴呕吐时应防止呕吐物吸入气管。

5.重症肺炎患儿要加强巡视，包括监测呼吸、心率等，密切观察病情变化。

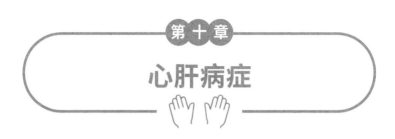

急慢惊风

　　小儿大脑皮质神经细胞分化差，神经髓鞘形成未完全，神经兴奋容易泛化，故惊厥（痉挛）在婴幼儿远较于成人多见，而其发生并不如成人一样的严重。但惊厥时间持续过长，或反复发生，则其本身即能引起脑的损伤。在传统医学中，惊风是古代儿科常见病，也是危急重症。传统文献称抽风、抽搐、发搐、天吊、内吊、鹰抓惊等，是一种以全身或局部肌肉抽搐、神志不清为特征的病症。古人以搐、搦、掣、颤、反、引、窜、视八候概括主症，以热、痰、惊、风归纳病机。并根据惊风发病缓急和临床表现虚实分为急惊风和慢惊风两大类。

本病 5 岁以内好发，年龄越小，越多见。任何季节均有，夏日为多，高烧时多，现代医学称为热性痉挛。《幼科释谜·惊风》提到"小儿之病，最重惟惊"。过去惊风普遍存在，加之发病急骤，证情凶险，威胁生命，治疗很难，因此被誉为四大儿科难症之一。

西医的小儿惊厥，痉挛之相似，责之为中枢神经系统功能紊乱。

病因病机

热、痰、惊、风为急惊风的四大病机；虚、痰（瘀）、惊、风为慢惊风的基本病机，区别在虚实。急惊风病在心肝，抽搐有力；慢惊风病在肝脾肾，抽搐无力。

热可因外感，尤以风邪、暑邪和瘟疫常见，亦可内生。火热炽盛，深入营血，内陷心包，引动肝风，致高热惊厥。痰可因热灼炼液，也可因饮食失节，脾失健运。伏痰暴发，痰气交阻，经络不通、心窍蒙蔽，神志无主，昏厥抽搐。惊因小儿神气怯弱，元气未充，不耐刺激，复加目触异物，耳闻巨声，不慎跌仆等。猝受惊恐，心动神摇，不能自持，惊叫惊跳，抽搐神昏。

慢惊风多发于大病久病之后，如暴吐暴泻、久吐久泻、长期低烧、颅脑外伤、急惊失治等。因五脏受损，气血不足，营阴暗耗，筋脉失养，水不涵木，虚而风动。

惊风无论急慢，均以抽搐为特征，抽搐乃动，乃风之特征。

辨证论治

1.急惊风

外感惊风

临床表现：以急性高热病史，突然四肢抽搐，烦躁不安，神昏，面红目赤，皮肤灼热，舌红苔黄，脉数，指纹绛为特征。

治法：清热、息风、镇惊。

取穴：顺运八卦10分钟，平肝清肺10分钟，推天河水10分钟，揉小天心5分钟，拿列缺。

痰食惊风

临床表现：以有伤食史，平素纳呆、呕吐，突然发热，神昏惊厥，喉中痰鸣，口中秽浊，便秘尿赤，苔厚腻，脉滑数为特征。

治法：通络导滞，化痰定惊。

取穴：顺运八卦 10 分钟，平肝清肺 15 分钟，推天河水 10 分钟，推六腑 10 分钟，揉小天心 10 分钟，拿列缺。

惊恐惊风

临床表现：以平素胆小易惊，夜啼，近期有惊吓史，发作时惊惕战栗，恐惧不安，喜投母怀，惊厥尖叫，脉乍有乍无，以指纹青为特征。

治法：清心镇惊，益气安神。

取穴：平肝 10 分钟，推天河水 10 分钟，揉小天心 10 分钟，拿列缺。

2. 慢惊风

脾肾阳虚

临床表现：以面色苍白或青灰，囟门凹陷，精神极度委顿，口鼻气冷，额汗涔涔，四肢厥冷，手足蠕动震颤，大便清冷，舌质淡，苔白，脉沉细无力，以指纹色青为特征。

治法：温补脾肾止惊。

取穴：推三关 3 分钟，揉二人上马 10 分钟，揉外劳宫 10 分钟，平肝 10 分钟，揉小天心 10 分钟，拿列缺。

脾虚肝旺

临床表现：以形神疲惫，面色萎黄，嗜睡露睛，四肢不温，阵阵抽搐，大便稀薄色青，时有肠鸣，舌淡苔白，脉细弱，指纹淡为特征。

治法：健脾疏肝止痉。

取穴：揉二人上马 10 分钟，清补脾 10 分钟，平肝 10 分钟，推大四横纹 10 分钟。

阴虚风动

临床表现：以虚烦疲惫，面色潮红，低热消瘦，震颤瘛疭，或肢体拘挛，手足心热，大便干结，舌光红无苔，脉细数，指纹鲜红为特征。

治法：育阴潜阳，滋水涵木。

取穴：揉二人上马 10 分钟，推天河水 15 分钟，平肝 10 分钟。

日常护理

1.重视惊风，预防小儿发热，应注意观察体温变化。当有惊风先兆时，应立即配合掐惊术，并保证体液充足。

2. 急惊发作时手法操作虽从重从快，但切勿强行牵拉，掐法不宜刺破皮肤。

3. 积极治疗原发性疾病，很多疾病均能引起小儿惊厥，推拿手法对解除惊厥发作具有很好效果。惊厥控制后，宜积极治疗原发疾病。

夜惊症

病因病机

本病多由幼儿大脑受刺激和精神紧张而引起，造成夜间噩梦，形成夜惊症。幼儿们会因看神怪图书、惊险电影，听大人讲的妖怪故事而引起心神不安；幼儿不听话时，母亲的恐吓和打骂也会导致幼儿精神紧张。

因患儿在夜间睡眠中忽然惊醒，发生恐怖状态，所以该病被叫作夜惊症，它与急慢惊风有根本的不同。该病若不即时治疗，常会引起抽风和幼儿渐渐消瘦。临床治疗主要靠主诉和详细的问诊，掌握致病的原因，施以正确的治疗。

辨证论治

临床表现：一般白天没有惊怕现象，多在夜间忽然惊起，狂呼乱叫或大哭而醒，精神紧张恐怖，或求救助，或拥抱母亲，渐渐清醒一些，随即安静睡去。脉象与体温多为正常。

取穴：新发现者平肝 10 分钟，清补脾 10 分钟，推天河水 15 分钟，运顺运八卦 15 分钟，日久消瘦者上法加揉二人上马 15 分钟。

日常护理

1. 避免过度劳累：合理安排婴幼儿的生活对于存在夜惊的婴幼儿来说是非常重要的一项护理措施。家长们在照顾婴幼儿的过程中，一定要避免婴幼儿在白天出现过度的劳累，同时还要防止过度兴奋的状态出现，否则极有可能导致其夜间的睡眠质量受到影响，引发夜惊的情况发生。

2. 睡眠环境：创造一个良好的睡眠环境也是护理夜惊婴幼儿的重要方式。不良的睡眠环境是促使夜惊发生的一个非常重要的原因，所以我们一定要懂得通过创造良好的睡眠环境来帮助婴幼儿有效改善其睡眠质量，起到防治婴幼儿夜惊的效果。

3.心理疏导：婴幼儿之所以会发生夜惊，还有可能是由心理因素所造成的，所以家长们一定要懂得通过心理疏导的方式来帮助婴幼儿及时解除心理上的压力，在婴幼儿发生夜惊的时候一定要及时进行安抚，给予婴幼儿一定的安全感。

除婴幼儿自身身体发育的原因会导致其产生夜惊之外，夜惊的发生还有可能是一些病理性因素所造成，所以为了防止婴幼儿的健康因为夜惊而受到损害，家长们在发现孩子存在夜惊现象之后，一定要通过一些措施来找到引发婴幼儿夜惊的原因，如果是病理性因素所造成的，那么一定要尽早进行治疗。

夜啼症

病因病机

原因不清，有的认为是婴儿夜间神经兴奋而致，有的认为是生活中受惊吓而引起，还有的认为是与患儿母亲在怀孕期性情暴躁和食刺激食物过多有关。

该病症状多为在夜间啼哭不止，哭的日期多数在五十天左右（俗叫"哭七"），也就是说要哭到七七四十九天的意思。若因哭而引起抽风，则预后不良，多数哭到日期（五十天左右）而自愈。

辨证论治

临床表现：在夜间啼哭不停，可因吮乳而暂停，吮饱后复哭，至白天则安静一些。脉与体温都正常，面部也无明显的体征，亦有面部微青的，亦有因哭而引起消化不良、面色苍白、肌肉消瘦等症状者。

取穴：面部现青色者，平肝10分钟（为主），推天河水15分钟，揉外劳宫15分钟，消化不良者此法加清补脾10分钟。

日常护理

1.日常喂养：喂养量适当，避免出现积食和饥饿，注意防寒保暖，不可过冷、过热，尿布及时更换。

2.安静环境：保持周围环境安静、舒适，避免惊吓。营造良好的家庭氛围，避免争吵等不良事件，并积极良好地沟通。

3. 积极寻找病因：当排除因寒热刺激、饮食不足或过量、虫咬瘙痒等情况而引起夜啼时，应积极寻找其他原因，以免延误病情。

抽动秽语综合征

抽动秽语综合征是一种慢性神经精神障碍性疾病，又称多发性抽动症。男女之比约为3：1，2～12岁多见，部分患者至青春期自行缓解，部分则延续至成人期。

抽动秽语综合征的特征是不自主、突发、快速反复的肌肉抽动，在抽动的同时常伴有暴发性、不自主异常发声。抽动多从面、颈开始，逐渐下延。抽动部位和形式差异大，如眨眼、斜视、噘嘴、摇头、耸肩、缩颈、伸臂、甩臂、挺胸、弯腰、扭动肢体等。发声表现为喉鸣音、吼叫声，甚则逐渐转变为刻板咒骂和污秽词语。波动性为本病另一特征，表现为病程长，症状时轻时重。抽动部位、频率及强度也随时变化。在紧张、焦虑、疲劳、不寐时加重，放松、愉悦时减轻。患儿智力一般正常，也有注意力不集中、学习困难等。

西医对其发病原因和机制尚不清楚。认为其与遗传、中枢神经结构功能异常和疾病（如癫痫），以及精神、代谢紊乱等有关。

中医抽动记载为"抽搐""瘛疭"和"筋惕肉瞤"；"秽语"责之为心神异常，该病与中医"慢惊风""慢脾风""眨眼"等病症有关。

病因病机

现代中医对于本病治疗多，总结少，处于不断探索中。

1. 抽动与风　该病以长期反复发作的局部抽动为特征。风性主动，抽动为风。《小儿药证直诀》曰："凡病或新或久，皆引肝风，风动而止于头目。"《素问·至真要大论》载"诸风掉眩，皆属于肝"，掉眩就符合头摇、肢摆、旋转、振颤等抽动症表现。本病类似慢惊风，却以局部抽动为特征。

2. 抽动与肝肾　肝肾同居下焦，精血同源。肝为刚脏，体阴用阳，其性主动。若先天不足，或后天失养，或性情乖戾、急躁，肝郁化火，暗耗营阴，均可致精血不足，筋脉失养而"筋惕肉瞤"（各种类似抽动症的局部表现）。本病因情绪激动而诱发或加重，也提示其与肝木偏旺有关。

3. 抽动与心脾　本病抽动具有不自主性，且无力，与慢惊风类似。"心者，君主之官，神明出焉"，人体各脏腑、部位和动作的协调由心主宰，神无所主是各种无意识动作产生的根源。脾主静，又主四肢肌肉，本病肉瞤，动而无力，当为脾病。《幼科证治准绳·慢惊》谓："瘛疭渐生，其瘛疭症状，两肩微耸，两手下垂，时复动摇不已。"就与本病类似。中医从心脾论治慢惊风。

4. 抽动与痰　喉间发出奇异声音为本病特征，喉间声响当为痰浊无疑。痰浊上蒙清窍（脑），或痰迷心窍致神机运转失灵为本病又一关键病机。

综上所述，本病为本虚标实之证，标实为阳亢、风动、痰浊，本虚为肝肾不足、髓海不满、脾虚失运。

辨证论治

1. 阴虚风动
临床表现：以局部抽动，咽喉不利，清嗓频频，消瘦，潮热，盗汗，听力下降，舌红少苔，脉细数为特征。治宜养阴潜阳。

治法：滋阴熄风。

取穴：揉二人上马10分钟，平肝10分钟，推天河水10分钟，推大四横纹10分钟。

2. 心肝火旺

临床表现：以瞬目不止，睡中磨牙，面红目赤，心烦易怒，口吃频作，口舌生疮，舌红绛，脉弦数为特征。治宜清泻肝火，清心宁神。

治法：平肝潜阳，清心除烦。

取穴：平肝15分钟，推天河水15分钟，下捣小天心10分钟。

3. 心脾两虚

临床表现：以肢体动、抽搐无力，时时警惕，健忘，学习成绩差，注意力不集中，面色无华，食少，便溏，舌淡，苔薄白，脉细无力为特征。

治法：补益心脾。

取穴：揉二人上马15分钟，补脾10分钟。

4. 痰迷心窍

临床表现：以神情恍惚，喉间奇异叫声，流涎，胸闷，恶心，时时干呕，苔腻，脉滑，指纹滞为特征。

治法：豁痰开窍。

取穴：顺运八卦 10 分钟，平肝清肺 10 分钟，推天河水 10 分钟，揉小横纹 15 分钟。

日常护理

1. 本病为小儿推拿优势病种，但治疗时间长，常常数月或经年，可教会家长，用于家庭保健。

2. 对于秽语或口吃小儿，可采用变换语言环境的方法进行调理，如让其学习另一种方言或外语，坚持每天高声朗读等。

3. 坚持综合防治。如饮食清淡，多食蔬菜及粗粮，忌煎炸、辛辣食品，对患儿进行心理诱导，解除其精神负担，使之不恐惧、不自卑。

小儿多动症

躁动，俗称小儿多动症，西医名为注意缺陷多动障碍，是一种较常见的儿童时期行为障碍性疾病。临床的主要特征为与年龄不相应的注意缺陷、多动、冲动。本病可归属中医"脏躁""躁动"，由于患儿智能接近正常或完全正常，但因活动过多，思想不易集中，有可能导致学习成绩下降，故又与"健忘""失聪"有关。

病因病机

本病病因主要为先天禀赋不足，后天失于护养，教育不当，环境影响等。其他如外伤瘀滞、情志失调等也可引起。病位主要在心、肝、脾、肾。病机关键为脏腑阴阳失调，阴失内守，阳躁于外。具体病因有以下几种。

1. 心肝火旺

小儿"心常有余""肝常有余"，若教育不当，心理失和，或情志失调，五志化火，或素体热盛，喜食油煎辛辣之品，助热生火，扰动心肝，而见多动冲动，烦躁不安。

2. 痰火内扰

素体肥胖小儿，痰湿之体，平素喜食肥甘厚味之品，或偏食辛辣香燥之物，导致痰火内生，扰动心神，则见多动多语，冲动任性。

3. 肝肾阴虚

小儿稚阴稚阳之体，若先天禀赋不足，肾阴不足，水不涵木，肝阳亢盛，则表现为多动难静，神思涣散。

4. 心脾两虚

若心气不足，心失所养可致心神失守而精神涣散，注意力不集中。脾虚失养则静谧不足，兴趣多变，言语冒失，健忘；心脾两虚则神思不定，反复无常不能自制。

辨证论治

本病辨证，以脏腑辨证、阴阳辨证为纲。

本病以调和阴阳为治法。病属本虚标实，主要涉及心、肝、脾、肾四脏。治疗以滋阴潜阳、补益心脾、清心平肝、泻火豁痰为主。可根据痰浊、痰火、瘀血等兼证的不同，佐以化痰、清热、祛瘀等不同治法。

1. 心肝火旺

临床表现：多动不安，冲动任性，急躁易怒，注意力不集中，做事莽撞，或好惹扰人、常与人打闹，或面赤烦躁，大便秘结，小便色黄，舌质红或舌尖红，苔薄或薄黄，脉弦或弦数。

治法：清心平肝，安神定志。

取穴：阳池、二人上马、平肝、清胃、推天河水、捣小天心。

2. 痰火内扰

临床表现：多动多语，烦躁不安，冲动任性，难以制约，兴趣多变，注意力不集中，胸中烦热，不眠，纳少口苦，便秘尿赤，舌质红，苔黄腻，脉滑数。

治法：清热泻火，化痰宁心。

取穴：阳池、二人上马、平肝清肺、运顺运八卦、推六腑、捣小天心。

3. 肝肾阴虚

临床表现：多动难静，急躁易怒，冲动任性，难于自控，神思涣散，注意力不集中，难以静坐，或有记忆力欠佳、学习成绩低下，或有遗尿、腰酸乏力，或有五心烦热、盗汗、大便秘结，舌质红，苔少，脉细弦。

治法：滋养肝肾，平肝潜阳。

取穴：揉阳池、揉二人上马、平肝、推天河水、捣小天心。

4. 心脾两虚

临床表现：神思涣散，注意力不集中，神疲乏力，形体消瘦或虚胖，多动而不暴躁，言语冒失，做事有头无尾，睡眠不熟，记忆力差，伴自汗盗汗，偏食纳少，面色无华，舌质淡，苔薄白，脉虚弱无力。

治法：养心安神，健脾益气。

取穴：揉阳池、揉二人上马、清补脾、平肝、推天河水、捣小天心。

日常护理

1. 在怀孕阶段，孕妇应保持心情愉快，精神安宁，营养均衡，禁烟酒，慎用药物，避免早产、难产及新生儿窒息。

2. 抚养过程中，注意防护小儿出现脑外伤、中毒及中枢神经系统感染等情况的发生。

3. 日常生活中，尽量保证儿童生活有规律性，培养良好的生活习惯。

4. 早期抚育时，多注意观察小儿的异常表现，及早进行疏导及治疗，防止攻击性、破坏性及危险性行为发生。

5. 小儿一旦确诊患病，应关心体谅患儿，对其行为及学习进行耐心的帮助与训练，要循序渐进，不责骂不体罚，稍有进步，给予表扬和鼓励。

6. 患病后的日常养护，要保证患儿营养，合理饮食，避免食用有兴奋性、刺激性的食物和饮品。

痫证

痫证又称"羊痫风"，是小儿常见的一种发作性神志异常的疾病，临床以突然仆倒，昏不知人，口吐涎沫，两目上视，四肢抽搐，或作猪羊叫声，发过即苏，复如常人为主要特征。有反复发作倾向，苏醒后对发作情况不能记忆。本病多见于 4 ～ 5 岁以上的儿童。其预后与发病轻重，及其持续时间的长短有一定的关系。若发作后，昏睡不醒，另继以另一次发作，如此持续，意识不恢复者，称为"痫证持续状态"，如不及时解除，往往预后不良。西医所称的"癫痫"可参照本病诊治。

病因病机

先天因素（胎中受惊、元阴不足），但滞心窍以及惊风之后，痰阻窍道是发病主要原因；外感风邪，内伤饮食，惊骇恐惧可成为诱发因素。痰阻气逆、瘀血滞窍为其主要病机，病位在心、肝、脾、肾。临床可分为惊痫、风痫、痰痫、瘀血痫四个证型。屡发病久不愈者，亦可引起气血耗散，肝肾亏损之虚证，由虚而病，因病致虚是造成经久难愈的原因。

1. **先天因素**　小儿痫证与遗传有关。胎中受惊或元阴不足，致胎内发育不良、气血逆乱。如《素问·奇病论》说："人生而有病癫疾者，病名曰何？安所得之？歧伯曰，病名为胎病。此得之母腹中时，其母有所大惊，气上而不下，精气并居，故令子发为癫疾也。"《慎斋遗书》说："羊颠风系先天之元阴不足，以致肝邪克土伤心故也。"凡因惊而痫者，称为惊痫。

2. **顽痰阻窍**　朱丹溪云："痫属惊与痰"。痰之所生，常因小儿脾虚，内伤积滞，运化不健，水谷精微凝聚为痰，痰浊停膈，上逆阻塞窍道，绝其脏腑气机升降之道路，阴阳不相顺接，一时清阳蒙蔽，因而作痫。

3. **血滞心窍**　由于难产手术或惊恐跌仆，脑部损伤，血络受损，瘀血停积，血滞心窍，窍道不通，以致神志昏乱，筋脉失养，时抽搐频作，发为痫证。因血阻窍道而成痫者，称为"瘀血痫"。

4. 惊后成痫 小儿会慢惊风，反复发作，未得根除，常导致风邪与痰浊内伏，进而阻塞心窍，横窜经络，续发为痫证。

以上四种病因，往往相互影响，其病理变化，多为风痰上涌，邪阻心窍，内乱神明，外闭经络，神志怫郁，故一时发作，因痰有聚散，风有动静，故作止无常。

辨证论治

意识丧失是本病的特点之一，但应辨明轻重。轻者，持续时间短暂，抽搐轻微，或仅有眨眼点头、咀嚼动作，而无叫声或吐涎沫，但意识丧失为必有之症状；重者，意识丧失和抽搐时间较长，发作亦频繁。一般初起较轻，如反复发作，正气渐衰，痰结不化，越发越频而正气越弱，证情亦逐渐加重。

发作时点头眨眼，意识丧失，身体颤动，则为风痰鼓动；如发时倒地，口角流涎，喉间痰涌，苔腻脉滑，则为痰蒙清窍；如发时吐舌急叫，惊悸不安，恐惧则为惊后成痫；发时头晕眩仆，皮肤枯燥色紫，舌见瘀斑，则为瘀阻成痫。

本病应与惊风相鉴别：两者均有昏迷抽搐。急惊，多有高热，热退后昏迷抽搐缓解，伴有感冒或胃肠道症状，昏厥很少复发，多见于 1～5 岁婴幼儿。慢惊，往往由于大病久病之后，低热或无热，有轻度惊厥抽搐，不一定有意识丧失。而病反复发作，醒后如常人，不发热，多见于学龄期儿童。

痫证的治疗，宜分标本虚实。发作时一般以治标为主，可根据不同证情，选以豁痰清火，活瘀通窍，熄风定痫等法。缓期则应注意固本培元，宜选健脾化痰、调补气血、养心益肾之法。

1. 惊痫

临床表现：发作时吐舌惊叫急啼，面色发青，惊悸不安，如人将捕之状，脉象弦细而数，苔薄白，指纹青紫。

治法：镇惊安神。

取穴：平肝、推大四横纹、捣小天心、掐五指节。

加减：热盛加推六腑。

2. 风痫

临床表现：发作前常有眩晕等先兆，旋即两眼发花、神昏跌仆，面色红赤，手指明显抽搐，屈伸如数物状，两目上视或斜视，牙关紧闭，舌苔白腻，脉弦滑，指纹青紫。

治法：熄风定痫。

取穴：平肝、推大四横纹、捣小天心、清肺、掐五指节。

加减：热盛加推六腑。

3. 痰痫

临床表现：发作时痰涎壅盛，喉间痰鸣，口角流涎，瞪目直视，神志模糊，面色萎黄，手足抽搐不甚明显，舌苔白腻，脉象弦滑。

治法：涤痰开窍。

取穴：平肝、运顺运八卦、推大四横纹、清补脾、捣小天心。

加减：热盛加推六腑。

4. 瘀血痫

临床表现：见于有外伤及产伤史的患儿，发作时头晕眩仆，神昏窍闭，四肢抽搐，形体消瘦，肌肤枯燥色紫，面色泛青，舌红少津，可见瘀斑，脉象细涩，指纹沉滞。

治法：活血化瘀，通窍定痫。

取穴：平肝、推大四横纹、推天河水、捣小天心、掐五指节。

日常护理

1. 在怀孕阶段，孕妇要注意健康和营养，避免惊恐跌仆和情志抑郁；产期要保护胎儿不受损伤。

2. 婴幼儿期，若小儿出现发热抽风的症状，要及时治疗，避免惊风多发而致痫。

3. 在抚养过程中，关注儿童在日常生活中的身心健康，减少忧思愁虑，避免惊恐和精神刺激。

4. 在日常养护中，要避免患儿到水边、火边、公路等危险地带玩耍，外出须有成人相随，以防跌仆、致瘀或受惊等意外发生。

5. 一旦病情发作，不要强行搬动患儿，防止损伤，应使患儿侧卧，解开衣领，保持其呼吸通畅，将纱布裹好的压舌板插入上下齿间，以防其咬伤舌头。

多汗

汗者，心之所藏，在内为血，发外者为汗，盖汗乃心之液。

自汗与盗汗是多种疾病引起的非正常出汗的病症。

自汗，临床以不分寤寐、无故汗出为主要特征。盗汗，临床以睡中汗出、醒时汗止为主要特征。

小儿腠理疏薄，在日常生活中，气候闷热，衣被过厚，食姜椒辣物，喂奶过急，活动剧烈，精神紧张都可引起汗出，如无其他疾苦，都属正常生理现象。小儿由于禀赋不足，由疾病影响，病后失调，服药发散不当，脾胃亏虚等因素导致阴阳失衡，气血失和，营卫失调，表卫失固，则阴液从而外泄，遂成自汗或盗汗。此证多见于婴幼儿和学龄前儿童，亦可见于较大儿童。体质虚弱者多见。

因温热病引起的出汗，或属危重症阴竭阳脱、亡阳大汗者，均不属本病。

病因病机

汗是人体五液之一，为心所主，由阳气蒸化津液，发泄于腠理而来。本证产生的原因，主要是阴阳偏胜，气血失调，心失所养，以及营卫不和，腠理疏薄。临床可分为表虚不固，营卫失调、脏腑积热、气阴两虚辨之。

1.表虚不固　卫表之气，由脾精所化生，由肺气而敷布，为人身之藩篱。外御邪气，内守营阴。若因病邪所侵或病后失调，或先天不足，或发散太过等，致使卫阳不固，腠理开泄，均可导致津液外泄而时时汗出。

2. 营卫失调　营行脉中，以滋阴血；卫行脉外，以固阳气。小儿形气未充，营卫之气不足，肌肤疏薄，易受损伤，若四时杂感，或发散太过，卫阳受损，营阴内亏，均可导致营卫失和，腠理开合失司，卫气虚则不能外护而固密，营气虚则不能内守而敛藏，故汗液外泄。

3. 气阴两虚　营卫之行，在于气血所养。若因大病、久病，或病后失养，可导致气血虚弱。元气虚则不能敛阴，血虚则心失所养，心液失藏，汗自外泄。

4. 脏腑积热　小儿体禀纯阳，若恣食肥甘，或疾病影响，或调护不当，均可导致脏腑积热。最常见者为胃肠积热。六阳之脉皆上至于头，三阴之经至颈而还，故阳明积热多有头颈汗出。

辨证论治

辨自汗：自汗多属阳虚，但也有虚实表里之不同。汗出涔涔，多见于上半身，常伴畏风者，多属表气虚。

汗出而冷，动则加甚者，多属里气虚。但临床表现气虚又常互见。汗出不透，伴有微恶风寒或兼胸痞不舒者，多属表受微邪。汗出蒸蒸，或遍身大汗，或头项、胸口、手足心汗多，兼见烦渴引饮或兼见腹胀腹痛、口中气臭者，多属里热熏蒸。

辨盗汗：盗汗多主阴虚，但又有虚火、实热之别。兼见潮热、肌肉消瘦、手足心热，舌红绛而干，脉细数者，多属阴虚。虽兼见潮热、手足心热，但多又兼口臭腹痛、大便或秘或泻，而臭秽异常，舌苔厚腻而黄，脉多沉滑而数者，多属实火。

辨局部出汗：半身出汗者，多属营卫失调、气血不和。头汗蒸蒸而出者，为胃中湿热熏蒸，头汗湿冷者，为阳气虚弱，但头汗出而无其他不适者乃清阳发越之象。心胸部位汗出，多主心气虚弱，或心血不足。手足心热而汗出，伴有全身盗汗潮热，兼舌红绛而干、脉象细数者，多属阴虚。手足心汗而肤冷者，多属阳虚。手足心濈然汗出，兼见肚腹热、口臭、大便秽臭者，多属胃有热滞。

1. 表虚不固

临床表现：以自汗为主，或伴盗汗，汗出遍身，或以头部、肩背部明显，动则益甚。神倦无力，面色少华，肢端欠温，舌质淡红，或舌边齿印，苔薄白，脉象较弱。

治法：益气固表。

取穴：揉二人上马、清补脾、运顺运八卦、清肺。

2. 营卫不和

临床表现：自汗为主，或遍身出汗，或半身汗出，汗出不透，微恶风寒，不发热或伴有低热，精神疲倦，胃纳不足，舌质淡红，苔薄白，脉缓。

治法：调和营卫。

取穴：揉二人上马、清补脾，运顺运八卦，推大四横纹。

3. 气阴两虚

临床表现：以盗汗为主，也常兼自汗，汗出较多；形瘦神萎，心烦少寐，口干，手足心热，或伴潮热，哭声无力，形体虚弱，口唇淡红，舌质淡，苔少，或见剥苔，脉细弱或细数。

治法：益气养阴。

取穴：运顺运八卦、揉二人上马、推天河水、平肝。

4. 脏腑积热

临床表现：自汗盗汗，头额心胸汗多，面黄肌瘦，口臭纳呆，腹胀腹痛，或肚腹胀大，大便或秘或泻，臭秽异常，小便或黄或米泔，睡卧不宁，磨牙易惊，或夜间潮热，舌红，苔黄腻，脉滑有力。

治法：清热理脾，消积导滞。

取穴：运顺运八卦、清脾胃、推六腑、清大肠。

日常护理

1. 患病后，应积极治疗各种原发疾病，注意病后调理。

2. 日常注意调节饮食，合理喂养，避免辛辣、煎炒、炙煿食物，以免辛热助汗。避免甘厚肥腻，或饥饱无度，以免损伤脾胃，而致积滞伤脾，脾气受伤。多汗易致津耗气伤，应多饮开水，可适当加入食盐。

3. 慎用或忌用辛散之药物食品。以防开泄腠理，汗漏不止。

4. 日常外出应谨防风邪，拭汗勿用湿冷毛巾，以免受凉感冒。

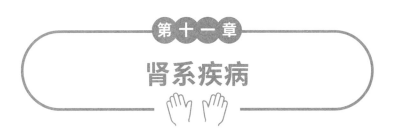

第十一章
肾系疾病

尿频

尿频又称"溲数"，是小儿常见的一种尿道疾病。临床以小便频急而数为主要特征。本病可归属中医学"淋证"范畴。本病多见于学龄前儿童，尤以婴幼儿期发病率较高。女孩多于男孩。1 岁以内婴儿，因脏腑之气未足，气化功能尚未完善，小便次数较多，无尿急及其他所苦，不属病态。

病因病机

本病主要由于湿热下注和脾肾气虚所致。治疗以清热利湿及益气补肾为主。本病急性发病者及时治疗多能痊愈。慢性发病或反复发作者，常迁延日久，影响小儿身心健康。

辨证论治

尿频在临床上涉及的疾病较多，而本篇所论述的以淋证所致的尿频为主。

1. 湿热下注

临床表现：起病较急，小便频数短赤，尿道灼热疼痛，尿液淋沥混浊，小腹坠胀，腰部疼痛。婴儿则时时啼哭不安，常伴发热畏寒，烦躁口渴，头身疼痛，恶心呕吐，舌红，苔薄腻微黄，或黄腻，脉数有力。

治法：清热利湿。

取穴：揉二人上马、平肝、清小肠。

2. 脾肾气虚

临床表现：疾病日久，小便频数，淋沥不尽，尿清或尿液不清，精神倦怠，面色苍黄，饮食不振，甚则形寒怕冷，手足不温，大便稀薄，眼睑微肿。舌质淡或有齿痕，苔薄腻，脉细无力。

治法：益气补肾。

取穴：揉二人上马、补脾、揉外劳宫。

日常护理

1.注意孩子个人卫生，常洗会阴与臀部，防止外阴部感染。

2.勤换尿布和内裤，不穿开裆裤，不坐地玩耍。

确诊后护理

注意多饮水，少食辛辣食物；虚证患儿要增加饮食营养，加强锻炼，增强体质。

遗尿

遗尿又称"遗溺""尿床"，是多种原因导致膀胱失约的病症，临床以睡中小便自遗，醒后方觉为主要特征。本病多见于3～12岁的儿童，多自幼得病，但也有在儿童期发生者，可以为一时性，也有持续数月后消失，而后再出现者，有的持续数年到性成熟时才消失。若长期不愈，可使儿童精神抑郁，产生自卑感，影响小儿智力、体格发育。本病由于下元虚寒、脾肺气虚、肝经湿热所致。

病因病机

本病病因可分为下元虚寒、脾肺气虚、肝经湿热三类。

1. 下元虚寒 小儿因先天禀赋不足，或素体虚弱，病后失调，导致肾气不足，下元虚冷，则膀胱失其温养，气化制约功能失调。而夜主阴，卧则阳气内收。故肾阳不足，下元虚冷，此时尤甚，遂使肾之开合闭藏失职，膀胱制约失司，而见遗尿。

2. 脾肺气虚 因大病久病，或病后失调则脾肺气虚，肺气虚，则治节不行，上不能输布津液，下不能制约膀胱，故决渎失司，津液失藏；脾气虚，则不能散精于肺，也不能制水于下。由是上虚不能制下，水道约束无权。气属阳，气虚则阴盛，夜卧主阴，故夜间遗尿。

3. 肝经湿热 有小儿激动烦躁，夜梦不安，则为肝热，亦至遗尿，此为肝热而移于肾，因及膀胱，亦与受惊有关。

辨证论治

多从尿色、尿量、尿气味，尿时有无热感来辨遗尿之寒热，溺出频数而量少，尿味腥臊，有热感者，属热；溺出不觉而量多，色清白，无味，无热感者属寒。

遗尿之初，形体尚盛，脉象有力，或性情急躁，尿黄短涩，舌红苔黄者，属实（热）证；遗尿日久，神疲气短，脉细无力，或尿色清长，形寒肢冷，面白唇淡者，属虚（寒）证。

本病应与小便失禁鉴别：古代医家所称之遗溺实则包括遗尿与小便失禁，但遗尿与小便失禁有所区别：遗尿乃睡中自遗，醒后方觉，以小儿居多。而小便失禁乃尿自遗而不分寤寐，不论昼夜，出而不禁，量少而次数较多，多见于老年人，或兼见于患中风、瘫痪、外伤等疾病者，也可见于先天发育不全及脑病后遗症的小儿。

遗尿的发生，是由于膀胱失约，而导致膀胱失约的原因是多方面的。应根据遗尿的情况及其兼见证，进行辨证。肾元虚寒者，则温补肾阳，佐以固涩；肺脾气虚者，则健脾益气，升阳固摄。肝经湿热者，则平肝清热，安镇固涩。

1. 下元虚寒

临床表现：睡中经常遗尿，量多次频，多则一夜数遗，醒后方觉，神疲乏力，面色苍白，肢凉怕冷，下肢无力，腰腿酸软，智力较差，小便清长，舌淡苔白，脉象沉细或沉迟。

治法：温补肾阳，佐以固涩。

取穴：平肝、补肾、揉二人上马、运水入土。

加减：有热加天河水。

2. 脾肺气虚

临床表现：睡中遗尿，量不多但次数频，神疲乏力，少气懒言，面色苍黄，食欲不振，大便溏，常自汗出，舌质淡或胖嫩，舌苔薄，脉弱。

治法：健脾益气，升阳固摄。

取穴：揉外劳宫、揉二人上马、清补脾、补肾、运水入土。

3. 肝经湿热

临床表现：躁动不宁，手足心热，夜梦不安，惊躁忽醒，舌红苔薄黄，脉弦数。

治法：平肝清热，安镇固涩。

取穴：平肝、推天河水、清补脾、清小肠。

日常护理

1. 白天不使小孩游玩过度，以免疲劳贪睡。

2. 每日晚餐及晚餐后，注意控制饮水量，少给流质饮食，少喝水，汤药也应安排在白天服完，以减少夜间尿量。

3. 睡眠时最好使之采用侧卧位。临睡前令小孩排空小便，夜间按时唤醒排尿，逐渐养成自行排尿的习惯。

确诊后护理

对已患遗尿的患儿，要耐心教育和引导，说明疾病是暂时的、可治的。以消除害羞和紧张情绪，增强战胜疾病的信心。不要采取羞辱、斥责及惩罚的方法，以免增加其精神负担。

五迟五软（先后天发育不良）

"五迟"是指立迟、行迟、语迟、发迟、齿迟；"五软"是指头项软、口软、手软、足软、肌肉软，均属于小儿生长发育障碍病症。本病多源于先天禀赋不足，古代归属于"胎弱""胎怯"，亦有属后天失于调养者。可见于西医学之脑发育不全、脑性瘫痪、智能低下等病症。五迟五软诸症既可单独出现，也可同时存在。

病因病机

五迟五软的病因主要有先天禀赋不足，亦有属后天失于调养者。

1.先天因素　父精不足，母血气虚，禀赋不足；或孕期患病、药物受害等不利因素遗患胎儿，以致早产、难产，生子多弱，先天精气未充，髓脑未满，脏气虚弱，筋骨肌肉失养而成。

2.后天因素　小儿生后，护理不当，或平素乳食不足，哺养失调，体弱多病，或大病之后失于调养，以致脾胃亏损，气血虚弱，筋骨肌肉失于滋养所致。

五迟五软的病机总为五脏不足，气血虚弱，精髓不充，导致生长发育障碍。肾主骨，肝主筋，脾主肌肉，人能站立行走，需要筋骨肌肉协调运动，若肝肾脾不足，则筋骨肌肉失养，可出现立迟、行迟；头项软而无力，不能抬举；手软无力下垂，不能握举；足软无力，难于行走。齿为骨之余，若肾精不足，可见牙齿迟出。发为血之余、肾之苗，若肾气不充，血虚失养，可见发迟或发稀而枯。言为心声，脑为髓海，若心气不足，肾精不充，髓海不足，则见言语迟缓，智力不聪。脾开窍于口，又主肌肉，若脾气不足，则可见口软乏力，咬嚼困难；肌肉软弱，松弛无力。

辨证论治

五迟五软属于弱证，以补为其治疗大法。根据证型不同，分别施以补肾养肝，健脾养心。

1. 肝肾不足

临床表现：坐、立、行走、牙齿发育明显迟于同龄小儿，颈项、肌肉萎软或肢体瘫痪，手足震颤，步态不稳，智能低下，或失语失聪，面容痴呆，舌质淡，苔薄，脉沉细，指纹淡紫。

治法：滋养肝肾，填精补髓。

取穴：揉二人上马、补肾、补脾、捣小天心。

2. 心脾两虚

临床表现：智力低下，面黄形瘦，语言迟钝，四肢萎软，肌肉松弛，多卧少动，步态不稳，食欲不佳，口角流涎，舌伸口外，咀嚼无力，头发稀疏枯槁，舌质淡，苔少，脉细弱，指纹淡。

治法：养心健脾，开窍益智。

取穴：揉二人上马、补肾、补脾、运顺运八卦、捣小天心。

日常护理

1. 男女杜绝近亲结婚，在婚前注意婚检。

2. 在孕产期时，孕妇注意保健，防止外感、药物损害，避免早产、难产、产伤，预防新生儿黄疸、硬肿症、肺炎等。

3. 日常养育过程中，合理喂养，加强营养，积极预防及治疗各种急、慢性疾病。加强肢体功能锻炼及语言智能训练。

腹股沟疝气

疝气又称为"小肠气""小肠气痛""偏坠""胎疝"等。疝气是小腹痛引睾丸，或睾丸肿痛，男女皆有，男发于睾丸而女发于气冲部，清代名医尤怡在《金匮翼》中说，"疝者痛也，不特睾丸肿痛为疝，即腹中攻击作痛，控引上下者，亦得名疝。所以昔贤有腹中之疝与睾丸之疝之说，戴人且谓妇人亦有疝。凡血涸不月，少腹有块等症皆是，要不离乎肝经为病，盖肝者藏血主筋而其气暴，且善攻冲也"。

《内经》《金匮要略》《诸病源候论》《儒门事亲》《医宗金鉴》等中医历代文献皆有所详论，名目繁多，范围极为广泛，但归纳起来其临床所指有三：一为腹部剧烈疼痛，兼有二便不通之病症；二为阴部病症兼有腹部症状者；三为阴囊或腹股沟肿大，摸之有条索状物伴有脐腹疼痛的病症。西医学所称的"腹股沟斜疝"、"鞘膜积液"、急慢性"附睾炎"等，均可参考本病内容辨证论治。

病因病机

1. 寒邪凝滞

疝病在气分，而有虚实，虚的因气下陷而作痛，实由气结不通而痛。故张景岳说："治疝必先治气。"气虚病在脾肾，因努力提举重物而气下陷；气结多由肝气郁结，水寒湿亦因之不散不运，皆须以理气祛邪为治。孕妇啼泣悲伤，气结不开，入于胞中，儿受其气，是为胎疝。小儿游戏，坐于寒湿之地，为寒湿所中，凝滞阴分，而成疝病，老妪不知，谓为蚯气所吹。《诸病源候论》说："诸疝者，阴气积于内，复为寒气所加，使营卫不调，气血虚弱，故风冷入其腹内，而成疝也。"此称寒疝。寒则气滞而结，寒性复收引，因之作痛。

2. 湿热搏结

亦有热疝，乃寒湿之邪久而化热，又加外寒，邪不得散，寒热相搏，而使筋脉挛急。朱丹溪说："此证始于湿热在经，郁而至久，又得寒气外束，则湿热之邪不得疏散，所以作痛。若只作寒论，恐为未备"。张景岳也说："疝之为病，有寒症亦有热证，热必因先受寒湿，或犯生冷，致邪聚阴分，此其肇端之始，则未有不因寒湿而致者"。诸说虽小有不同，而有其共同性。

3. 气虚下陷

患儿先天不足，发育不全，气虚下陷，筋脉弛缓，不能摄纳而成。

4. 肝郁气滞

又小儿愤怒号哭，或抑制使其不得畅哭，以发泄其抑郁之气，肝郁气滞，流窜睾部而成本病者亦多。又或见每一哭号，则睾必胀大，老妪称为"气卵"，所以金代医学家张从正说，"诸疝皆归肝经"，因肝经循少腹而络阴器。

辨证论治

关于本病的治疗，据明朝医学家李中梓说："寒则多痛，热则多纵，湿则肿坠，虚者亦肿坠；在血分者不移，在气分者多动。"据张景岳说："当以温经散寒，行气除湿为主，切不可早用寒凉，致留邪气，则贻害非浅。"所以本病总的治则，当是偏寒当温，偏热当清，痰湿宜除，气陷当补，肝郁则宜疏肝理气而尤以疏肝理气为要。

各证都以二人上马独穴为主穴，以大补肾中水火，辅以对证论治进行加减。

1. 寒疝（寒邪凝滞）

临床表现：阴囊肿硬而冷，牵引少腹作痛，啼哭不安，面色青白，唇舌淡白，脉沉迟，指纹青紫。

治法：温经散寒，行气止痛。

取穴：揉二人上马、揉外劳宫。

2. 水疝（湿热搏结）

临床表现：阴囊肿如水晶，坠重而痛，囊湿汗出，或少腹按之作水声，小便短小，舌苔白腻，脉濡，指纹滞。

治法：化气利水清热。

取穴：揉二人上马、清补脾、清小肠、推天河水。

3. 气疝（气虚下陷）

临床表现：阴囊肿胀偏痛，反复发作，时因哭闹、咳嗽等引发，少腹胀痛有下坠感，小便短涩不畅，舌淡边有齿印，苔薄，脉弱无力。

治法：益气举陷。

取穴：揉二人上马、清补脾。

4. 狐疝（肝郁气滞）

临床表现：阴囊肿大，或左或右，卧则入于小腹，行交则出小腹入囊中，疝之出入，上下往来，与狐相类。一般唇、舌、脉、纹无大变化。

治法：疏肝理气。

取穴：揉二人上马，平肝，运顺运八卦。

日常护理

1. 日常居住生活中，注意小儿居所的环境卫生，居处避免潮湿。

2. 抚养过程中，避免小儿患上感冒、咳嗽，也避免过分哭闹及其他情绪激动的行为出现。

3. 一旦出现疝病，在发作期，患儿应卧床休息。

4. 饮食要根据疝气属性不同，来避免禁忌食物。如一般寒疝禁服水果生冷，热疝禁食辛辣油炸的食物。

5. 对于衣物穿着，患儿的内裤布质要柔软，以免摩擦损破阴囊、睾丸。可用布带或弹性绷带托住肿胀的阴囊，以减轻坠胀和疼痛。

案例参考

1. 孙某，男，40 天，2013 年 5 月 17 日就诊。

病史：洗澡时发现右侧睾丸肿大，每因哭闹或排便时增大，睡眠时缩小或消失。伴有烦躁易啼，惊悸不安。

查体：面色红润，口周发青，腹略胀。舌尖红苔白，右侧阴囊肿大如核桃。

诊断：狐疝（右）。

取穴：揉二人上马、补脾各 15 分钟，平肝 2 分钟，捣小天心 50 次。

复诊：推拿两次，疝脱出次数减少，惊悸烦啼解除，睡眠安宁。改穴揉二人上马、补脾、平肝。连续推拿四次，阴囊肿大完全消失，随访两年，疝肿未再发。

2. 林某，男，两岁半，2009 年 7 月 23 日初诊。

病史：患疝气半月，患儿大便秘结年余，大便呈羊粪状，日近半月发现每次大便用力时右侧大腿根隆起硬包，可还纳。其他医院诊为腹股沟斜疝。

查体：站立时令患儿咳嗽，在右侧腹股沟有一球形肿块凸起，不疼痛，可还纳。舌淡红苔白润。

诊断：便秘（脾约）；疝气（中气不足，气虚下陷，固摄无权）。

治法：补中益气，润便固摄。

取穴：揉二人上马、清补脾、清补大肠，运水入土。推拿两次大便质软成条，日一次，未见疝脱出。推拿七次痊愈。半年后随访，愈后未再犯。

3. 王某，男，5 个月，2012 年 11 月 13 日诊。

病史：患儿生后在查体时发现左侧腹股沟斜疝，右侧睾丸鞘膜积液。建议长大后手术治疗。近来患儿因腹泻来门诊推拿治疗。医生发现其阴囊肿大，左侧小，肿物可还纳。右侧大呈椭圆形，光滑不疼，扪不到睾丸，透光试验阳性。遂告知家长，推拿可治此病。

取穴：揉二人上马、补脾、清补大肠、平肝。每次推拿 40 分钟，每日一次。

复诊：推拿七次疝肿减轻，仅在大声哭时坠入阴囊，不哭时可自行还纳。右侧鞘膜积液亦明显缩小。因家长无时间每天来医院治疗，遂将推拿手法教会其母。

取穴：揉二人上马、补脾、平肝。每次推拿两次。嘱 2 周后来院复查。

11 月 28 日复查，家长按医嘱进行推拿治疗，现右侧鞘膜积液消失，左侧疝气已愈，哭闹时亦不脱出。近两天感冒咳嗽，疝气亦未再发。家长满意地说，推拿不但治好了疝气，而且孩子的体质强壮了，食量倍增，睡觉安稳，面色红润。

4. 李某，男，2 个月，2013 年 4 月 23 日诊。

病史：1 月前发现阴囊肿大，在某医院诊为先天性鞘膜积液，未治疗。

查体：发育正常，白胖多汗易惊，左侧阴囊肿大，不疼，透光试验（＋）。

诊断：水疝。乃先天肾气不足，形盛气弱，气化失司，水液流注阴囊所致。

取穴：揉二人上马、补脾、清补大肠各十分钟，平肝 5 分钟。推拿三次，阴囊肿大缩小，出汗明显减少，睡眠时间延长，守上穴推拿七次痊愈。

脐疝

凡是腹部脏器经腹壁薄弱或缺损处向体表凸出者，统称为疝。这里主要论述小儿常见的脐疝，多因先天不足、中气下陷、久坐湿地、寒凝肝脉所致。

临床表现：一侧阴囊及腹股沟有囊状肿物，时大时小，出入无常。每因咳嗽、站立、跑跳等活动导致腹压加大时增大，在安静平卧时缩小或消失。轻者无任何痛苦，重者阴囊坠胀疼痛牵及小腹。用手指由下而上轻推纳入腹腔时，可听到水泡声。

治法：益气升陷，疏肝理气。

取穴：补脾、平肝，或揉二人上马独穴久推必得效。

加减：寒湿加揉外劳宫；有热加推天河水；咳嗽加顺运八卦、清胃；大便干结加运水入土；发惊加捣小天心。

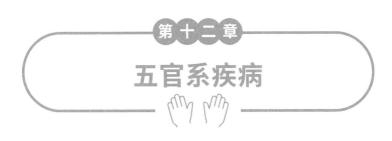

第十二章

五官系疾病

眼病（结膜炎）

"目赤"，出自《素问·五常政大论》等篇，又名火眼、赤眼（俗称红眼病），是指感受疫疠之气，以白睛暴发红赤，痒涩微痛，畏光流泪为主要表现的传染性眼病，多由于风火、肝火或阴虚火旺所致，常见于中医学的暴风客热、天行赤眼、白睛溢血等。西医学所称的"急性结膜炎""假性结膜炎""流行性角膜炎"，均可参考本篇内容进行辨证论治。

病因病机

《张氏医通》卷八，"目赤有三：一曰风助火郁于上；二曰火盛；三曰燥邪伤肝。戴复庵云，赤眼有三，有气毒，有热壅，有时眼，无非血壅肝经所致"。

1.因风火邪毒入侵　致经气阻滞、火郁不宣，多见目赤肿痛。

2.因肝胆火盛　循经上扰，以致经脉闭阻，血壅气滞，多见白睛红赤，或抱轮红甚。

3.因肝肾阴虚　虚火妄动，迫血妄行，瘀滞眼络，初起白睛淡红，继则渐呈紫暗，一般一周左右消退，不留痕迹。

辨证论治

1.外感风热

临床表现：症状为眼红，痒痛交作，畏光流泪，怕热，目中干涩有异物感，且眼分泌物黄白而结，恶风，脉浮数。

治法：疏风清热，兼以解毒。

取穴：平肝清肺、推天河水、捣小天心。

2. 肝胆火盛

临床表现：一眼或双眼满目发红，甚至出现小出血点，眼睑肿势明显，眼痛头痛，眼分泌物多而黏结，或流淡血水，眼中灼热、怕光，伴有口苦，烦热，舌尖边红，脉弦数等。

治法：泻火解毒。

取穴：推六腑、揉二人上马、捣小天心。

3. 肝肾阴虚

临床表现：白睛溢血，初起白睛淡红，继则渐呈紫暗，兼见头晕目眩，口干颧红，舌红少津，脉虚数等。

治法：滋养肝肾，平肝潜阳。

取穴：揉阳池、揉二人上马、平肝、推天河水、捣小天心。

日常护理

确诊后护理

1.饮食宜清淡，忌食辛辣炙煿之品，以免增助内热，加重病情。

2.病人用过的手帕、面巾、脸盆等用具进行严格消毒，以免引起传染。

3.天行赤眼因有强烈的传染性，常引起广泛流行。可为直接或间接接触感染。故在流行季节和地区，健康者也可用菊花、夏枯草、桑叶等煎水代茶饮，以清内热，预防疫毒。

麦粒肿

眼睑腺组织的化脓性炎症，通常称为"麦粒肿"，根据被感染的腺组织的不同部位，故有内外之分，如系睫毛毛囊的皮脂腺（蔡司氏腺）发生感染称为外麦粒肿，如系睑板腺受累，则称内麦粒肿。

病因病机

麦粒肿中医称之为"土疳""土疡""睑生小疖"等，其病因为外感风热毒邪，或过食辛辣炙煿，脾胃蕴积热毒，使营卫失调，气血凝滞热毒上攻，壅阻于胞睑，发为本病。实则用清热解毒，祛瘀散结，虚则健脾补气和血消瘀，无论虚实，均从脾胃着手。只要脾胃健运，气血充足流畅，则瘀消自消，可减少反复发作的机会。

辨证论治

1. 风热外袭型

临床表现：病初起，局部微有红肿痒痛，并伴有头痛发热，全身不适等症。苔薄白，脉弦数。

治法：祛风清热。

取穴：揉一窝风 10 分钟，平肝清肺 10 分钟，推天河水 10 分钟。

2. 热毒上攻型

临床表现：眼睑局部红肿，硬结较大，灼热疼痛伴有口渴喜饮，便秘溲赤，苔黄脉数。

治法：清热泻火解毒。

取穴：清脾胃 10 分钟，平肝 10 分钟，推天河水 5 分钟。

3. 脾胃虚弱型

临床表现：麦粒肿反复发作症状不重，面色㿠白，舌淡脉沉细。

治法：健脾益气和血消滞。

取穴：揉二人上马 10 分钟，清补脾 10 分钟，揉大四横纹 10 分钟。

日常护理

1. 切忌挤压、揉眼：无论内外麦粒肿，如果加压挤脓，导致感染，易引起眼眶蜂窝织炎、海绵栓塞等严重并发症，重者可危及生命，所以长麦粒肿时，切忌挤压。注意眼睛卫生，不要用手揉眼睛，以免细菌进入眼内，引起感染。

2. 情绪稳定：保持心情舒畅，不要急躁上火。

3. 日常饮食：

①少吃刺激性食物，如葱、蒜、辣椒、韭菜等。

②少吃煎炸炙烤的食物，这些助热之物无疑是火上浇油，会促使麦粒肿发生或反复发作。

③不吃甜腻的食物，如冷饮、年糕等，容易损伤脾胃。

④少吃油腻食物，尤其是各种肉食。

⑤多吃清热解毒、消肿散结的食物，如浙贝、菊花、蒲公英、鱼腥草、夏枯草、甘草、绿豆、苦瓜、赤小豆等。保持排便通畅。

鼻炎

鼻炎又名"脑渗""脑漏""沥脑"。因其"源源向下，有若渊源"故名。是因外感寒热，或脾肺气虚所致的疾病，临床以鼻流浊涕，量多不止为特征。

病因病机

外感风寒，津液为寒邪遇阻，凝郁为涕；或外感风热，内郁于肺，胆经郁热，上壅于鼻，蒸灼津液而为涕，或脾肺气虚，不能统摄津液，均可致涕液外流而形成本病。

辨证论治

鼻流浊涕，量多不止，甚则腥臭。常伴头痛，鼻塞，嗅觉减退，鼻内红赤或淡红肿胀。眉间或额部压痛。

本病前期以邪实为主，治疗根据病邪的性质不同，分别采用不同的治法。后期以正虚为主，治以扶正为先，兼以祛邪。但都必须止涕宣窍。

1. 风寒阻窍

临床表现：鼻塞流涕，色白清稀，伴恶寒发热，头痛无汗，苔薄白，脉浮。

治法：辛温散寒，芳香通窍。

取穴：平肝清肺、揉一窝风、揉外劳宫。

2. 风热壅窍

临床表现：鼻塞流黄稠涕，量多，嗅觉不灵，头目胀痛，发热，口干，咳嗽，舌质红，苔薄黄，脉浮数。

治法：辛散风热，芳香宣窍。

取穴：推天河水、平肝清肺、揉阳池。

3. 胆热郁窍

临床表现：鼻涕黄浊黏稠或黄绿如脓，有臭味，香臭气味不辨，头痛头胀，眉间、额部压痛，伴耳鸣，口苦，咽干，目眩，纳差，腹胀，烦躁。舌质红，苔黄，脉弦数。

治法：清胆泻热，利湿通窍。

取穴：平肝清肺、推六腑、揉阳池。

4. 肺气虚寒

临床表现：鼻塞时轻时重，涕白黏，遇风冷加重，头昏脑涨，神疲乏力，气短，舌质淡，苔薄白，脉沉细。

治法：益气温肺，散寒通窍。

取穴：平肝清肺、清补脾、推大四横纹。

5. 脾气虚弱

临床表现：涕出白黏或黄稠，量多，鼻塞，嗅觉差，头胀头痛，腹胀纳差便溏，舌淡胖，苔白腻，脉缓。

治法：补脾益气，利湿通窍。

取穴：推三关、揉二人上马、清补脾、运顺运八卦、揉外劳宫。

日常护理

确诊后护理

1. 注意去除积留鼻涕，保持鼻道通畅。

2. 多做低头、侧头运动，使鼻窦内涕液排出。

3. 鼻塞严重者，不可强行擤鼻。

腺样体肥大

腺样体又称增殖体或咽扁桃体，是位于鼻咽顶壁与后壁交界处的淋巴组织（有鼻咽扁桃体之称）。正常生理情况下，儿童腺样体出生时即存在，6～7岁时增生最显著，10岁以后逐渐萎缩，到成人则基本消失。若腺样体增生肥大并引起相应症状者称为腺样体增殖或腺样体肥大（AH）。可归属于中医学"乳蛾""痰核""鼻鼽"等范畴。本病常以3～6岁患儿最多，临床常与腭扁桃体肿大合并存在，临床上常因小儿感冒、高热、炎症及他病和禀赋不足引起上呼吸道感染，减少鼻炎、鼻窦炎、扁桃体肥大等疾病引发。

病因病机

中医认为该病常因先天禀赋不足，久病迁延而成。湿邪外侵，邪热交蒸，气血瘀阻为标，肺脾脏虚为本，虚证为肺肾阴虚和肺脾气虚，实证为肺经蕴热、气血瘀滞。

辨证论治

1. 肺经蕴热

临床表现：发热，鼻塞，黄绿色脓涕偶有涕中带血，咳嗽，咽痛，睡时打鼾或张口呼吸，鼻甲大，鼻黏膜色淡，鼻道见脓性分泌物或脓痂，舌质红，苔薄黄，脉浮数。

治法：祛风散热，宣肺通窍。

取穴：平肝清肺、清胃、推大四横纹、推六腑。

2. 气血瘀阻

临床表现：鼻塞日久，持续不减，睡中鼾声时作，耳内闷响，听力下降，腺样体肥大暗红，上布血丝，触之较硬，日久不愈，舌质暗红或有瘀斑，脉涩，指纹紫滞。

治法：活血行气，软坚散结。

取穴：平肝清肺、清补脾、推大四横纹。

3. 肺肾阴虚

临床表现：鼻塞，涕黄白量不多，口咽干燥，夜间打鼾，腺样体肥大色红或暗红，形体消瘦，少寐多梦，夜卧不宁，五心烦热，潮热盗汗，舌红少苔，脉沉细弱或细数。

治法：滋阴润肺，填精补肾。

取穴：左揉二人上马、清肺、清胃、推天河水。

4. 肺脾气虚

临床表现：鼻塞，涕黏白或清稀，分泌物色白量多，睡眠时有鼾声，咳嗽无力，咯痰色白，肢体倦怠，纳少腹胀，大便稀溏，面白无华，增殖体肿大色淡，触之柔软，分泌物色白量多舌淡嫩，边有齿痕，脉缓弱。

治法：补肺健脾，化痰散结。

取穴：揉二人上马、补脾、推大四横纹。

日常护理

确诊后护理

1. 少吃易生痰浊的食物如鱼、肉等，因为鱼生火肉生痰。牛奶、鸡蛋、鱼、虾、蟹类等容易引起过敏反应的食物，在腺样体肥大发作时应避免食用。肥甘厚腻的食物，在缓解期应减少食用，减轻脾胃负担。

2. 少吃生寒凉的食物：比口腔温度低的食物（刚冷藏过的），性味属寒凉的食物（瓜果、牛奶等），未熟的食物（生鱼片、沙拉）等。

第十三章
皮肤系疾病

婴儿湿疹

湿疹是婴幼儿时期的一种常见皮肤病。以皮肤表面出现细粒红色丘疹，瘙痒、反复发作为特征；好发于两颊、耳郭周围、额部、眉毛及皮肤皱褶等部位，常对称分布。2岁内小儿多见，一般在3岁后逐渐减轻，或自愈。

湿疹是西医病名，中医中"奶癣""乳癣"和"胎癣"与本病类似。《外科正宗·奶癣》云："奶癣，儿在胎中，母食五辛，父餐炙煿，遗热与儿，生后头面遍身为奶癣，流脂成片，睡卧不安，搔痒不绝。"提示本病与湿、热关系密切。

病因病机

内外湿邪浸淫肌肤为婴儿湿疹的基本病机。

湿邪可由外而入，如生产时受凉受湿，居处因素，尿粪浸渍等；也可因脾胃运化失调，湿浊内生；还可为胎毒遗留。

辨证论治

1. 风湿热淫

临床表现：以皮肤细粒红疹，水湿或脓液渗出，瘙痒难忍，皮肤红赤，伴小便短少、哭闹不宁、恶风，易感冒，舌红苔黄腻，脉滑，指纹紫为特征。

治法：清热利湿、祛风止痒。

取穴：揉一窝风 10 分钟，平肝清肺 10 分钟，推天河水 10 分钟。

2. 脾虚湿盛

临床表现：以皮疹，或水疱色暗，渗液多，或结痂，伴大便稀溏、纳差，舌淡苔腻，脉濡，指纹红为特征。

治法：健脾祛湿，祛风止痒。

取穴：揉二人上马 10 分钟，清补脾 10 分钟，平肝清肺 10 分钟。

3. 血虚风燥

临床表现：以反复发作，皮疹干燥、皮肤粗糙、色素沉着，瘙痒，舌淡少苔，脉细数，指纹紫为特征。

治法：养血祛风止痒。

取穴：揉一窝风 10 分钟，清补脾 15 分钟，推天河水 10 分钟。

日常护理

1. 饮食宜清淡、易消化，禁辛辣刺激性食物。

2. 积极寻找过敏原并及时去除，推荐"脱敏疗法"，先观察、记录、确定引起湿疹的过敏物质，然后从最小剂量开始摄入和接触该物质，使患儿逐渐适应。

婴儿脂漏性湿疹

早者于新生儿期即可开始发生（婴儿湿疹则在两个月后开始发病），传统医学认为，患儿体质属于湿热较重，肝胆郁热，同时伴随泄泻，泄如黄水，肛周红肿瘙痒。

治法：疏肝利胆，清邪湿热。

取穴：平肝清肺 10 分钟，推天河水 10 分钟，推六腑 5 分钟，利小便 10 分钟。

丘疹样荨麻疹

患者发病于春、夏两季，可能因虫咬过敏所致，皮疹为扁平的风团，中央有小丘疹。风团先退，丘疹后退。有时为水肿性丘疹，中央盖有小疱疹。好发于四肢伸面与腰部，其次为面与颈部。痒，夜间更甚，抓擦后表皮剥脱，经久可苔癣样变。化脓菌感染时结脓痂甚或溃疡。皮损先后发生，故同一皮肤区可同时存在不同期之皮疹，有时成簇散布。6 周以内为急性，6 周以上为慢性。在传统医学中，该病属于"癣疹"的范畴。

病因病机

脏腑气血失调，因食用鱼腥虾蟹，或感染肠道寄生虫病，肠胃湿热内生，脾胃气郁，营卫失和，复感风邪，内不得疏泄，外不得透达，郁于皮毛腠理之间而发病。亦可因素体虚弱，或久病体虚，气血不足，卫外失固，风邪乘虚而入，血虚生风生燥，肌肤失养而发病。

辨证论治

1. 风热相搏

临床表现：风团游走，灼热剧痒，皮损色红，遇热增剧，冬轻夏重，风吹凉爽减轻，口渴心烦，舌质红，苔薄黄，脉浮数。

治法：祛风清热。

取穴：平肝清肺 10 分钟，推天河水 15 分钟。

2. 风寒袭表

临床表现：疹块色淡红，或中央白色，周围红晕，受冷加剧，恶寒畏风，口不渴，苔薄白，脉浮缓。

治法：疏风散寒。

取穴：揉一窝风 10 分钟，平肝清肺 10 分钟，推天河水 10 分钟。

3. 湿热内蕴

临床表现：呈丘疹样疹块，顶端有小水疱，搔破出水，甚者化脓肿痛，黄水淋漓，舌苔黄，脉濡数。

治法：清热化湿。

取穴：清胃10分钟，清补脾10分钟，平肝清肺10分钟，顺运八卦10分钟，推天河水10分钟。

4.气血两虚

临床表现：疹块反复发作，延续数月不愈，剧痒而夜寐不宁，伴头晕体倦，面黄纳呆，舌质淡，苔薄白，脉细软。

治法：调补气血。

取穴：揉二人上马10分钟，清补脾10分钟，推大四横纹10分钟，平肝清肺10分钟。

日常护理

1.风寒型荨麻疹尤其注意要防寒保暖。

2.慢性顽固性荨麻疹，需及时就医。

3.平时建议饮食清淡，少吃辛辣、油腻、肉食、鱼虾等。

4.注意早睡早起，作息规律。

新生儿黄疸

黄疸是由于湿郁或疫毒等而致胆液外溢，引起以目黄、肤黄、小便黄赤为主要症状的病症，其中目黄为明显的特征。

本证可见于多种疾病。临床上常见的急慢性肝炎、胰腺炎、胆囊炎、胆石症、肝硬化等，伴有黄疸临床表现者，可参照本节辨证论治。

病因病机

黄疸的致病因素主要为湿邪。

1.阳黄　多因外感湿热之邪，内蕴于肝胆，湿郁热蒸，以致疏泄功能阻滞，胆液横溢而成。若感受疫毒，则病势更为暴急。

2.阴黄　多为饮食不节，过食肥甘酒酪，或思虑劳倦过度，均能损伤脾胃，健运失常，湿郁气滞，以致肝胆淤积，胆汁排出不畅，外溢肌肤而渐成。或由阳黄失治转变为阴黄。

总之，黄疸的病机是胆液不循常道，上泛于目则目似淡金；外溢肌肤则黄如染；渗于膀胱则尿黄短涩，形成黄疸的主症。阳黄多属外感，病程较短；阴黄多属内伤，病程较长。

辨证论治

1.阳黄

临床表现：目肤色黄，鲜明如橘，发热，口干苦，渴喜冷饮，小便短黄，腹胀满，胸闷呕恶，大便秘结，舌苔黄腻，脉滑数。若热毒内陷，则为急黄，可见神昏、发斑、出血等重症。若湿重于热，则黄疸略欠鲜明，发热较轻，脘痞，便溏，口渴不甚，苔腻微黄，脉象濡数。

治法：疏肝利疸，清热化湿。

取穴：清补脾、平肝、清胃、推天河水。

2. 阴黄

临床表现：目肤俱黄，其色晦暗，或如烟熏，神疲，畏寒，纳少，脘痞，大便不实，口淡不渴，舌质淡苔腻，脉濡缓或沉迟。若胁下癥积胀痛，腹胀形瘦，饮食锐减，舌质微紫，或有瘀斑，舌苔剥蚀，脉象细涩，多为瘀血临床表现，或有恶性病变可能。

治法：健脾利胆，温化寒湿。

取穴：揉外劳宫、清补脾、平肝、揉二人上马。

日常护理

若新生儿发作黄疸，可按需喂养，多吃多排，降低胆红素。

案例参考

胡某，男，44 天。

病史：患儿系足月剖宫产第一胎，出生体重2700克。生后3天出现黄疸，至今不退日渐加深。伴吐奶腹泻，惊悸啼哭不眠。

查体：面目皮肤发黄，颜色鲜明如橘皮，腹胀如鼓，腹壁青筋暴露。肝剑下 2.5 厘米，右肋下 2 厘米，质软，脾左肋下 1.5 厘米，质软，舌红苔白。

查血：黄疸指数 35 单位，血红蛋白 8.5g/dl。在医院诊断为新生儿胆汁淤积综合征。服西药效果欠佳，遂来我院治疗。

诊断：胎黄（阳黄），此乃湿热熏蒸、透发肌肤所致。

治法：清热利湿退黄。

取穴：顺运八卦、推大四横纹、推六腑、揉外劳宫。

推拿两次疗效显著。吃奶不吐，昼夜安睡不啼，大便一日三次。改用下穴：清补脾、外劳宫、天河水、平肝。推拿三次，腹胀明显消减，黄疸大退。共推拿十次，黄疸全消，食眠正常。肝剑下 1.5 厘米，脾肋下可触及质软。体重增长 0.5 公斤。查血黄疸指数 8 单位，而告痊愈。半年后复查，小儿面色红润，精神活泼，食眠二便皆正常，生长发育很快，9 个月时体重 9.5 公斤。

新生儿吐乳 / 溢乳

本病是由于吞入羊水，伤乳、感受寒邪，或胎中受热引起的初生儿疾病。临床以吐出乳汁，反复不愈为其特征。可食后而吐，或朝食暮吐，随乳随吐，如果婴儿偶然吐乳，量不多，往往是哺乳方法不当，或喂乳过饱，满而自溢，无须服药，只需纠正哺乳方法，节制乳量即可，不属于本病讨论范围。

病因病机

胃主受纳腐熟，其气以降为和。小儿初生，若胃气不降反而上逆，则可发生吐乳。引起小儿吐乳的原因有：

1. 胎内受热或吞入羊水　孕母恣食肥甘辛燥，胎热壅盛，儿生之后邪热蕴结于胃，胃气上逆而吐乳；或分娩时间过长或产程处理不当，使胎儿过早呼吸而吞入羊水，停积胃中，秽恶壅结，郁而化热，胃气上逆；或哺乳无节，宿乳阻滞中焦，郁而化热，胃气上逆而致。

2. 胎内受寒　孕母过食生冷或寒凉药物，传入胎儿。或产时婴儿感受风寒，邪扰胃腑，寒滞中焦，浊气蕴结，胃气升降失调而上逆。

辨证论治

本病重在辨其寒热，吐乳伴清冷稀白之涎沫，面色青白，四肢不温者为寒证；吐乳酸臭，口中气热，面赤者为热证。

本病的治疗，以和胃降逆为基本法则，胃寒者配合温中散寒；胃热者配合和中清热。

1. 热吐

临床表现：随食随吐，吐出乳汁酸臭，或伴有黄色黏液。口中气热，面色红赤，烦躁不宁，小便腥臊，大便臭秽或秘结，指趾发热舌质红，指纹青紫。

治法：清热和胃止吐。

取穴：顺运八卦、清胃、推六腑，伤乳轻症取顺运八卦、推天河水。

加减：腹胀重加推大四横纹，以行气消胀；粪胎不下加清大肠，以通腑逐秽；夹惊加平肝，以疏肝健脾镇惊。

2. 寒吐

临床表现：呕吐乳汁，时作时止，或朝食暮吐，吐乳不酸不臭。伴涎沫清水。面色青白，口鼻气冷，四肢发凉，大便稀溏而带有奶瓣，气味不臭。舌质淡，苔薄白，指纹淡隐不显。

治法：温中散寒止吐。

取穴：揉外劳宫、清胃、推天河水。

加减：腹部受寒加揉一窝风，以宣通表里，温中行气；食少便溏加清补脾，以健脾助运，补中安胃。

日常护理

1. 呕吐时，应将婴儿置于侧卧位，以免呕吐物进入气管而发生窒息。

2. 呕吐频繁者，应采取少量多次的喂乳方法，以减轻呕吐；必要时应给予禁食。

案例参考

赵某，男，10天，2011年4月5日诊。

病史：吐奶2天，因喂牛奶引起。喂奶后吐乳，夹有凝乳块，不思吮乳，腹胀便秘，啼哭不眠，二目有眵。舌红苔白，指纹紫滞。

诊断：新生儿吐奶，此乃喂养不当，停乳化热，壅结肠胃，气逆作吐。

治法：清热和胃降逆止吐。

取穴：顺运八卦、清胃、推天河水。

复诊：推拿后第二日即大便一次量多，腹胀消，吃奶未吐，眠安，二目无眵。守原穴推拿一次痊愈。

先天性喉喘鸣

先天性喉喘鸣是指婴儿出生后发生的吸气性喉喘鸣，可伴三凹征。随着年龄增长，喉软骨逐渐发育，喉鸣也逐渐消失。婴儿出生时呼吸尚正常，于出生后1～2个月逐渐发生喉鸣，多为持续性或呈间歇性加重，喉鸣仅发生在吸气期，可伴有吸气性呼吸困难，吸气时胸骨上窝、锁骨上窝、剑突下凹陷。亦有平时喉鸣不明显，稍受刺激后立即发生者。有的与体位有关，仰卧时加重，俯卧或侧卧时轻。多数患儿的全身情况尚好，哭声无嘶哑。

病因病机

多数因喉组织软弱引起，可能是因妊娠期营养不良导致胎儿缺钙和其他电解质减少或不平衡所致，又称为喉软化症。由于会厌软骨软弱，吸气时阻塞喉口，或杓会厌皱襞软弱，吸气时两侧杓会厌皱襞互相靠拢，使喉腔变窄，吸气时气流经过变窄的喉腔产生喉鸣，常伴随黏痰或呼噜声，在传统医学中属于先后天两虚，需补肾健脾。

辨证论治

婴儿轻症一般不需特殊治疗，只需加强护理，注意预防呼吸道感染。一般在 18 ～ 24 个月后随着喉腔的增大，喉组织渐变正常，喉鸣即渐消失。

如果发作较重，出现吸气困难等紧急症状，可调整婴儿体位，取侧卧位可减轻症状，偶有严重喉阻塞者，推拿二人上马和小横纹各 15 分钟来应急缓解。

日常护理

1.母乳喂养小儿，母亲饮食注意清淡有营养，尽量少吃辛辣、刺激的食物，多补充鱼肉等富含维生素 D 食物，多喝奶，及时补充钙元素。

2.经常带婴儿外出，晒太阳，补充体内微量元素。

3.若婴儿出现睡觉打鼾，及时帮助翻身。

4.如果没有别的不适，可以进行日常的预防，避免感冒，一般不需要进行治疗，婴儿在 6 个月左右就会消失。病情较重的患者要立即就医，以免喉头栓塞。

新生儿肠绞痛

病因病机

该病多发生于 3 个月以下的新生儿，与喂养不当、食物过敏以及中枢神经成熟不完善等因素有关。局部肠道痉挛，致使发生急性排气障碍是发生绞痛的病理基础，阵发剧烈啼哭，典型者入夜（18 时）后开始，剧烈啼哭时面颊发红、口唇苍白、腹部紧张、两下肢蜷曲、脚冷、两手握拳；5 分钟左右，乏力入睡，但不久发作又起，如此反复可持续 3 ～ 4 个小时。

辨证论治

取穴：揉外劳宫 8 分钟，推大四横纹 8 分钟，平肝 8 分钟。

日常护理

1. 避免摄入冷食，喂奶后拍背排气，每天做抚触被动操。

2. 发作时，可尝试热敷并轻轻按压腹部。有时放小儿俯卧于枕头上（轻扶起头）也可减轻或终止发作。

抚触被动操操作方法

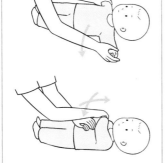

第一节　两手胸前交叉

预备姿势：婴儿仰卧，母亲双手握住婴儿的双手，把拇指放在婴儿手掌内，让婴儿握拳。

（1）两臂左右张开，两臂胸前交叉，两个动作交替。

（2）上肢动作，一共两个八拍：

"1、2、3、4、5、6、7、8"

"2、2、3、4、5、6、7、8"。

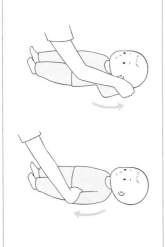

第二节　伸屈肘关节

预备姿势：婴儿仰卧，母亲双手握住婴儿的双手，把拇指放在婴儿手掌内，让婴儿握拳。

（1）向上弯曲左臂肘关节。

（2）还原。

（3）向上弯曲右臂肘关节。

（4）还原上肢动作。每个动作为一个节拍，左右交替轮换，一共两个八拍：

"1、2、3、4、5、6、7、8"

"2、2、3、4、5、6、7、8"。

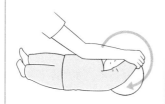

第三节　伸屈肘关节

预备姿势：婴儿仰卧，母亲双手握住婴儿的双手，把拇指放在婴儿手掌内，让婴儿握拳。

（1）握住婴儿左手由内向外做圆形的旋转肩关节动作。

（2）握住婴儿右手做与左手相同的动作。上肢动作，每个动作为四个节拍，左右交替轮换，一共两个八拍：

"1、2、3、4、5、6、7、8"

"2、2、3、4、5、6、7、8"。

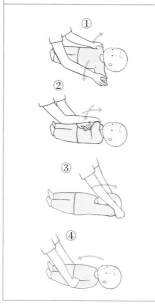

第四节　伸展上肢运动

预备姿势：婴儿仰卧，母亲双手握住婴儿的双手，把拇指放在婴儿手掌内，让婴儿握拳。

（1）双手向外展平。

（2）双手前平举，掌心相对，距离与肩同宽。

（3）双手胸前交叉。

（4）双手向上举过头，掌心向上，动作轻柔。上肢运动，每一个动作为一拍，一共两个八拍：

"1、2、3、4、5、6、7、8"

"2、2、3、4、5、6、7、8"。

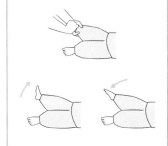

第五节　伸屈踝关节

预备姿势：婴儿仰卧，母亲左手握住脚踝，右手握住脚掌，把拇指放在婴儿脚背距离脚指头处。

（1）向上屈伸左侧踝关节。

（2）向下还原。下肢运动，每一个动作为一拍，左右脚各一个八拍：

"1、2、3、4、5、6、7、8"

"2、2、3、4、5、6、7、8"。

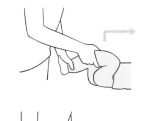

第六节　两腿轮流伸屈

预备姿势：婴儿仰卧，母亲双手握住婴儿两下腿，交替伸展膝关节，做踏车样动作。

（1）左腿屈缩到腹部。

（2）伸直。

（3）右腿同左腿动作。下肢运动，每一个动作为一拍，左右脚交替，一共两个八拍：

"1、2、3、4、5、6、7、8"

"2、2、3、4、5、6、7、8"。

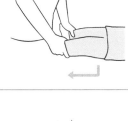

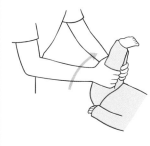

第七节　下肢升直上举

预备姿势：婴儿仰卧，两腿伸直平放，母亲两手掌心向下，握住婴儿两膝关节。

（1）将两肢伸直上举90度。

（2）慢慢还原。下肢运动，每一个连贯动作为四拍，一共两个八拍：

"1、2、3、4、5、6、7、8"

"2、2、3、4、5、6、7、8"。

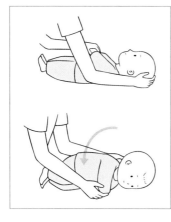

第八节　转体、翻身

预备姿势：婴儿仰卧，大人一只手扶婴儿胸部，另一只手垫于婴儿背部。

（1）帮助从仰卧转体为侧卧。

（2）或从仰卧到俯卧再转为仰卧。

全身运动，每一个翻身动作为四拍，一共两个八拍：

"1、2、3、4、5、6、7、8"

"2、2、3、4、5、6、7、8"。

小儿全周期成长养护方

第十五章
小儿成长保健养护方

补肾助长

一、肾气充足、流动通畅是关键

冬储能，春助长，每年多长 5 厘米。影响身高的因素除了遗传还有哪些？从中医角度来看，影响孩子身高的就是肾气。肾主骨，肾气足，孩子的骨骼生长发育就快，自然个子就高，骨架也大。肾气以收藏、储备为主，同时也是流动的。肾气往外流动的过程就会推动我们的泌尿系统、生殖系统完善，推动我们骨骼的生长。所以肾气是拿来用的，平时主要做储备，用的时候，就在关键的生长发育上发挥作用。

所以肾气足不足，流动得通不通畅都是直接和身高有关系的。

肾气不足，流通是否顺畅与以下三个方面相关。

第一方面：脾胃的吸收

一般夏天或者秋天调整好脾胃之后，春季到来，小朋友的身高和体重会有质的变化，这就是老师们常说的"冬储能，春助长"。

第二方面：充足的睡眠

睡眠不足，睡得不踏实，睡着后翻来覆去身体扭动，是需要对身体进行调理的；另外，进入深度睡眠后身体会分泌生长激素，睡眠黄金期生长激素分泌量是白天活动分泌量的 5 ～ 7 倍，要想让孩子长高，就要让他在生长黄金期深度睡眠。

家长要掌握两个深度睡眠的时间段，即 22：00—01：00 和 05：00—07：00。

第三方面：适当的运动

1 岁多的时候，如果孩子爬得充足，四肢发展充分，脊椎灵活，那孩子学走路会又快又稳。

3 岁的时候，可以让孩子在开阔的场地（户外、自然环境等）尽情撒欢儿。如果这个阶段运动量够的话，孩子的身高就明显会高一些，身体结实一些。如果孩子在 1 岁多不愿意爬，则 2～3 岁不愿意跑，是因为体力跟不上，总喊累，喜欢让家长抱着。

7～8 岁，孩子的脾胃吸收和气血都是充足的，可以做一些专项的体能训练，特别是运动量大的活动，如游泳、慢跑、羽毛球。

二、营养均衡很重要

营养均衡是长高的关键因素，蛋白质、维生素、钙，缺一不可。

1.补充足够的蛋白质。较高的蛋白质有利于增加脊柱的骨密度。像鸡蛋、家禽、瘦肉、奶制品、大豆和其他豆类等，都是蛋白质很好的来源。

2.补充维生素 D 和钙。对抗营养不良，促进骨骼生长，有一个简单有效的方法，就是增加水果和蔬菜的摄入量。

3.远离垃圾食品。像汉堡、炸鸡翅等尽量少吃。高糖、高热的食品影响长高，盐类也是增高的一大天敌，尽量让孩子养成低盐的饮食习惯。碳酸饮料也要限制，很容易造成钙质流失。

三、培养良好的睡眠习惯

1. 营造一个良好的睡眠环境

一个良好的睡眠环境有利于孩子保持良好的睡眠习惯，首先孩子的房间布置不宜过于花哨，免得干扰孩子，分散孩子的注意力，房间的墙壁颜色适合用白色、绿色、蓝色等冷色，同时房间要保持昏暗的光线、适宜的温度，以及保持安静，家人不宜来回走动。

2. 控制孩子的午睡时间

生长激素在白天分泌得比较少，午睡不是必需的，而是因人而异，不需要午睡的宝宝，则不必强制让他午睡，而需要午睡的宝宝则要控制他的午睡时间不宜超过两个小时，避免晚上难以入睡。

3. 睡前不宜过度兴奋

孩子在睡觉之前，不宜做一些剧烈的运动，不宜看电视剧、玩游戏等，如果睡前过于兴奋，会导致脑细胞与神经细胞保持活跃、兴奋的状态而久久难以平静，从而影响到睡眠。

脾胃养护

一、0～5岁儿童脾胃养护方法

小儿常见的脾胃问题有积食、腹泻、便秘、胃口不好、睡不安都与脾胃不和有关系，严重时可能会影响发育。

1. 积食

小儿积食的表现：厌食，腹胀、大便硬结或腹泻，免疫力低，烦躁易哭、精神不好，面黄瘦弱，舌苔厚且白，鼻梁两侧发青。

积食可分为两种情况：吃得多的积食和吃得少的积食。如果小朋友吃得太多、太油腻，会形成吃得多的积食。如果小朋友吃得少也会积食，是属于功能性的消化不良，和胃肠道动力较弱有关系。当胃肠道动力较弱的时候，孩子排空食物需要较长时间，经常有腹胀症状，导致食欲较差，吃得少。

2. 腹泻

脾胃虚寒易引发小儿腹泻，这就是中医讲的"完谷不化"，即吃进去的食物胃肠道很难消化、分解和吸收，只能通过腹泻的方式把食物排出体外，这种情况导致的腹泻，大便往往伴随着食物残渣。

3. 睡眠不好、心神不宁

脾虚常常影响消化功能，出现不思饮食、恶心呕吐、腹胀腹泻等症状，如果长期消化不良，营养物质吸收障碍，则容易导致身体气血不足，也易引起焦虑多思。脾虚的人思虑过度，气血亏虚时间长，则可导致心神失养、神不守舍，从而出现失眠多梦、易惊醒的症状，伴有体倦乏力、食少、头晕眼花等。

4. 整体发育迟缓

孩子的脾胃问题可能会伴随终身，一旦发现应及早调理。人体的脾胃虚弱、吸收能力差，也就很难满足身体生长发育所需要的营养，这会导致整体发育的全面迟缓，在身高、体重、精力、睡眠、脸色等方面都会有所体现。

先天不足的小儿在后天养育的过程中过早、过多增加辅食，过犹不及，完全超过了孩子的消化能力，会导致孩子脾胃进一步损伤，消化系统跟不上，脾胃损伤首先会影响下肢的发育和循环，具体症状包括腿脚皮肤凉、走路稳定性差、腿部力量差等，如果不及时调理会影响全身骨骼的发育。

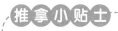

肺炎、抗生素与脾胃的关系

患过肺炎的小朋友往往都会脾胃虚弱。小朋友患了肺炎，如果在治疗的过程中使用过抗生素，会加重脾胃虚弱。抗生素在清除病毒细菌的同时，也把肠道里面的各种有益菌给消灭掉了，肠道变干净的同时消化功能也会随着下降。此时应该及时给小朋友调理脾胃，否则会导致消化吸收能力差、营养不良，影响生长发育。

二、6～12 岁儿童脾胃养护方法

如果孩子的体质问题在 6 岁之前没解决，就会出现一些新症状，典型症状包括脾胃不好、能吃但瘦、身高偏低、精力不足、易出汗、鼻炎等。

病因分析：

孩子较小的时候未调理好体质的话，脾胃不足就特别容易导致消化不良，不消化又易致食积脾，胃动力变得很差，形成脾虚积食，积食又进一步影响脾胃，逐渐形成恶性循环，整个中焦变成一个又虚弱又淤堵这样一个虚实错杂的局面。

中焦又虚又堵慢慢也会影响到上焦，上焦肺气不足也容易发展成上焦的又虚又堵。上焦的肺气是从中焦的脾胃传递过来的，中焦脾胃虚慢慢肺气也变弱。上焦肺气弱则容易感冒着凉，怕冷怕风；上焦淤堵则头上易冒汗，但如果后背不出汗，则表明后背的经络有淤堵，也是上焦肺气淤堵的表现。

因为脾气和肺气不足，导致上焦毛孔不能依靠自身的力量打开，毛孔不能顺畅地排泄汗液、垃圾，就形成"上焦淤热"。

调理思路及辅助调理手段

调理思路：从中焦脾胃入手，既要消食又要健脾，消补同时进行。

1. 第一阶段：根据孩子身体的变化逐渐去调整，最终目的是让小朋友的中焦脾胃一点点地循环起来。待脾胃循环明显有进步的时候，可以把中焦脾胃的气发散到上焦，把上焦的淤热透发出去。

2. 第二阶段：小朋友需要大量的运动，让他出汗，把中焦的气发散到上焦，从毛孔发汗排出来。这时候家庭需要帮助小朋友疏通后背的经络，可以用刮痧、捏颈、泡澡等方法，帮助打开毛孔。

3. 第三阶段：经过推拿、饮食和运动一系列的调理，小朋友的体质得到质的变化。体质改变了，不管是各种症状如慢性哮喘、鼻炎问题也都迎刃而解，而孩子从身体到精神面貌发生巨大的变化。即使孩子不小心着凉感冒，只要稍微调理一下，很快就能好起来，不会出现以前病情反复的情况了。

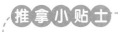

中医讲的"三焦"是指哪三焦？

三焦，为六腑之一，是上、中、下三焦的合称。六腑承担的功能主要就是疏泄。三焦是指所有脏腑之间的间隙。三焦是三个区域：上焦为心肺所在的区域；中焦为脾、胃、肝、胆所在的区域；下焦为肾、膀胱以及大小肠所在的区域。三焦其主要的作用就是维持脏腑各气的平衡和水液的运行，使得机体上下疏通。

三焦不通使身体内的水液和诸气无法平衡，体内的毒素排泄不出去，湿气、寒气以及各种淤毒都无法代谢，各种病也就来了。其中危害最大的问题，就是中焦不通。中焦是脾胃所在，脾胃互为表里，又相互作用。中焦不通也就意味着脾胃不和，或是胃强脾弱，或是脾强胃弱。总之，脾胃出了毛病，气血无法向上输送到心肺，代谢物也无法向下抵达肾、膀胱等。

防治过敏

一、过敏体质的成因与特征

儿童过敏体质的概念是从身体的整个体质而言的，不是单指过敏性鼻炎、食物过敏等某一个疾病或某一个症状，是指孩子本身的体质有导致过敏的可能性。

过敏体质的孩子，可能只有一种过敏表现（如食物过敏或呼吸道过敏），也可能在多方面有过敏表现，比如一个孩子同时有皮肤过敏、呼吸道过敏、食物过敏等多种症状。

全世界有 40% ～ 50% 的学龄儿童对一种或多种过

敏原敏感，一旦发现应及早调理。过敏可能发生在一生的任何时期，甚至是伴随终生，有针对性地调理会缓解过敏反应。如湿疹（健脾祛湿）、过敏性鼻炎（调节脏腑功能）、食物过敏（提升机体免疫力）。

过敏与脾虚的关系

从中医的角度看，"脾气"包括了免疫系统。"脾气"强则免疫系统强，不会因为免疫系统低而出现感染，出现过敏的情况。所以说，出现过敏，其实是脾气失调的情况。当过敏原进入我们的身体之后，身体的免疫系统就会做出反应，和这些过敏原进行斗争，当出现湿疹、疹子等，就是过敏反应的表现。由于过敏导致的免疫复合物，不可能很快就能够清除，长时间停留在我们的体内，就会出现"内生湿"。

二、不同刺激原引起不同过敏症状

在不同的刺激原的刺激下，孩子的不同方面可能会出现多种过敏症状，这些都是属于过敏体质。当孩子成为过敏体质的时候，就说明他身体内部整体都出现了问题，发生了紊乱，不再是某一个系统的问题了。

中医认为，人体是个有机的整体，有自身的调节机制（免疫系统），维持着内外环境的生理健康平衡。这种平衡一旦打破，超出了自我调节机制的最大限度，则会导致疾病丛生。

常见过敏原有哪些：

1.吸入性过敏原：如花粉、柳絮、粉尘、螨虫、动物皮屑、油烟、烟草等。

2.食入性过敏原：如牛奶、鸡蛋、鱼虾、牛羊肉、海鲜、香油、香精、葱、姜、大蒜，以及一些蔬菜、水果等。

3.接触性过敏原：如冷空气、热空气、紫外线、细菌、霉菌、病毒、寄生虫等。

4.药物性过敏原：抗生素、消炎药等。

过敏体质调理思路

过敏体质是整个身体机能的紊乱，从消化系统影响到了呼吸系统，最终形成了一个过敏体质的格局。这种过敏体质又有很多的表现形式，一个是在皮肤上，一个是在呼吸道。所以一旦孩子出现过敏体质，家长们就要选择安全可靠的手段来给宝贝做体质调理。

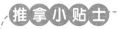

推拿小贴士

现代医学如何解释过敏现象

（免疫系统监视）

过敏被定义为对环境中原本无害物质的不适当免疫反应。（观点来自 *Nature* 杂志）我们的免疫系统总是在监视着内外环境中的危害，如细菌、病毒、寄生虫和有害物质。当这些物质通过肺部、口腔、肠道或者皮肤进入身体，免疫系统可以通过给它们贴上无害或者危害的标签来做出反应。

（Ⅰ型超敏反应）

大多数情况下，我们的身体接受或者容忍过敏原的存在。这就称为Ⅰ型超敏反应，这个过程中的核心细胞是调节性 T 细胞（Treg）。

（Ⅱ型超敏反应）

但是，有一些个体中，身体的免疫细胞将过敏原视为一种威胁，因此产生了促炎症的反应。这被称为Ⅱ型超敏反应。

（过敏反应）

第一次接触过敏原产生的Ⅱ型超敏反应称为过敏

反应。过敏反应可以通过不同的方式表现传来，每个人的表现都是不同的，如进展性湿疹（特应性皮炎）、花粉热（过敏性鼻炎）、过敏性哮喘、食物过敏或全身性过敏反应来表现过敏。

应对情绪化

一、孩子胆小、敏感、注意力易分散、脾气大、爱生闷气，该如何调理？

孩子有体质问题，也可能会导致情绪和心理上的障碍，胆小、敏感、注意力不集中、脾气大、爱生闷气等日常状态都会影响孩子的心理发展。具体原因分析与调理要点如下。

1.原因分析：早产或出生时出现缺氧等问题，"先天不足"的孩子常会伴随着胆小、心思细腻且敏感的情况，对食物和味道也很挑剔，其实主要是中焦、下焦比较弱。因为先天情况较弱，孩子的精力也会差一些，在学习上更容易有压力，可能感觉很辛苦很累。

2.病情隐患：孩子如果精力、体力不足，对身体感受和周围环境都很敏感，自己又无法改变和控制。长此以往，会继续影响孩子的情绪状态发展。这类孩子往往性格又相对固执，日常生活中可能更容易与同学或父母产生争执，之后容易生闷气，如此就会形成肝气郁滞的局面。

3.调理思路：需要从中焦、下焦一起入手。疏肝清热的同时也需要清理中焦的积食、痰湿，还要加强脾胃，中焦脾胃清理干净后脾胃的吸收功能也会得到明显改善，最后是补肾气。孩子体质增强了就不那么容易受刺激和急躁了。

二、孩子多动、缺乏耐心易争执、易激动、丢三落四、逃避困难，该如何调理？

很多家长都会遇到孩子坐不住、没耐心，爱打架、易激动或丢三落四、害怕面对困难的问题。具体原因分析与调理要点如下。

1.原因分析：消化不好、大便干燥，但是胃口还不错属于胃强脾弱的情况，脾虚还会伴随着下焦不足。下焦不足容易导致能量收敛的力量不够，气都是向外浮散、浮动的，一遇到刺激就容易情绪激动。这类孩子容易和人发生冲突，也容易激动、兴奋和生气愤怒。即使平时没有激烈的情绪表达，他们的身体也会无意识地产生很多小动作，如抖腿、抠指甲。可以说，很难安静地、专注地做好一件事情。

2.病情隐患：如果让这类小朋友去做一些比较难的、没有做过的、有挑战的事情，比如一些有挑战的体育项目，他就很容易担心害怕。这也是下焦肾气不够，意志力不够的表现，包括面对问题难有畏难情绪，胆子小，做事情也是注意力不集中，丢三落四。

3.调理思路：因为上焦、中焦、下三焦都有各种各样的生理表现。需要补下焦、补肾气，肾气足了这些小动作会逐渐消失。当然补肾气的同时也要兼顾脾胃的吸收，让脾胃吸收能力提高。

除了0～3岁的阶段，家长也要额外关注孩子在6～12岁的身心问题。因为身体状况不佳，后期可能出现的一系列心理、情绪、人际交往等问题，家长们如观察到孩子的情绪异常，那同时也要关注到其身体情况，出现问题的时候两方面都考虑，身心同调，这样能够帮助孩子更好地面对接下来到来的青春期。

三、孩子为什么容易情绪化

情况一：孩子接触的信息太多

孩子接触的信息太多。孩子在妈妈怀孕期间接触了胎教，过早接触了太多的电子产品、网络信息，孩子的中枢神经特别敏感，摄入太多的信息，但是他们对这些信息的解读和理解能力是跟不上的，没法消化这些信息，这个时候孩子就容易出现一些容易烦躁的情绪，这其实就是信息过载的现象。

孩子上早教班的同时会接触算术、智力开发、编程等的学习和训练。孩子还在长身体，他的气和能量应该在身体均匀地分布和流通，还在学习用他的四肢、眼睛、耳朵、鼻子这些感官去触摸真实的物体，这个时候他接触太多的抽象的信息和概念，这种过度的脑力开发，孩子理解起来是有困难的。这样身体的气血分布就不均匀了，太多到了头部，而其他部位较少，这可能会导致孩子的身体发育不平衡。

信息过载，对信息很敏感，孩子情绪就容易出现波动。因为他没有能力去理解信息复杂的资讯。随着这些信息摄入带来的大量的身心波动，孩子是没有能力去调节和安抚这些波动。如果家长也忽略了其情绪波动，他就容易躁动不安，容易情绪化，容易激动哭闹。所以这种情况下脑力的学习就要少一点，晚一点，让孩子好好地去长身体，让孩子多在外面跑一跑、玩一玩，让身体长结实一点。

情况二：孩子体质太弱

如果孩子的体质太弱，虚实错杂，身体不通畅，容易有郁热、气滞。这些郁热和气滞在体内容易让人躁动、激动、哭闹。一件小事就可能让他有巨大的情绪反应。有些孩子情绪化很严重，他们的身体、手臂、胸、腹部、背部甚至头皮等部位的经络都非常紧，一旦有情绪发作，身体就非常剧烈颤动，他自己都控制不住。

这一类孩子需要通过运动和睡眠来调理身体。合理的运动和充足的睡眠，可以让孩子的身体结实起来、通畅起来，这样再遇到小打闹、小摩擦这类事情就不会有巨大的情绪反应。

很多孩子的情绪化其实与孩子的生活方式有关系。心劳体闲、思虑过度、休息不足、运动不足。孩子们的生活习惯越来越像成年人，甚至还有营养过剩的情况，以上多种原因的综合都会导致孩子的情绪问题。希望家长们能透过情绪，看到孩子背后身体的原因，与孩子一起解决、一起面对。

视力养护

一、视力问题的 7 大成因

环境因素：空气、水源、食物、室内有毒装饰材料及光污染等。

科技产品：电视、电脑、游戏机等辐射。

学习压力：超负荷的学习负担来自社会、学校、家庭及孩子本人。

遗传因素：父母双亲近视遗传率达 70% 以上，单亲近视遗传率达 30% 以上。

饮食因素：偏食、挑食、嗜好辛辣及甜食，会诱发近视。

用眼不当：光线不适、坐姿不正确等，看书时间过长等。

过早戴镜：假性近视为调节痉挛所致，过早戴镜不仅会错过调理的最佳时机，还会导致近视加重。

二、视力养护

视力养护基本思路：

有些小朋友虽然没有过早、过度接触电子产品，有良好的用眼习惯，但还是出现了视力下降的问题，这种情况一般是孩子肝肾不足，尤其是肝血不够。

因为眼睛的调节如睫状肌之类肌肉，是靠肝血来滋养的。熬夜后会出现眼睛干涩，就是因为结膜未得到充分滋养，肌肉得不到放松。在临床治疗中，患者调节角膜的睫状肌是否得到充分的肝血治养，是否失去弹性（如果失去弹性，自然而然晶状体就容易轴距变形，产生近视），这些在中医中都可视为肝肾不足的表现。小朋友用眼过度很容易过早出现视力下降，甚至近视、弱视。在孩子调整体质的同时，要保证孩子的用眼卫生。如果小朋友是在一年内近视的，视力是可以通过调理得到很大提升的，但同时要减少用眼。

视力养护原理：

视力养护是小儿推拿中对儿童视力调节的一种干预手段。

视力养护的手法是通过给颈部、后背这些为头部供血、供养的经络疏通，促使血液循环加快，血液输送到眼睛睫状肌的肌肉，结膜得到养分，使眼睛肌肉得到放松，孩子的视力得到提升。

推拿手法结合眼部训练效果更佳。在视力养护过程中做眼睛训练，就像去健身房锻炼身体一样，锻炼眼睛的肌肉，让眼睛更加强壮、更有活力，消除假性近视，提升视力，并减缓真性近视的增长。同时帮助孩子形成良好的用眼习惯。

视力养护注意事项：

1. 良好作息习惯。在做视力养护的同时，如用眼习惯、睡眠时间都没有改变，便很难有很好的效果。

2. 小儿推拿贵在坚持。坚持调理3个月视力会得到很大的改善，每年定期做视力养护帮助小朋友巩固视力。

日常家庭护眼建议：

1. 避免长时间使用电子产品和看电视。在假期非学习目的使用手机、平板电脑等电子产品单次不宜超过15分钟，每天累计不宜超过1小时。使用电子产品学习30～40分钟后，应休息远眺放松10分钟。6岁以下儿童要尽量避免使用手机和电脑。家长在孩子面前应做到表率作用，尽量少使用电子产品。建议学龄儿童青少年每天使用电子产品时间（包括用手机、电脑和看电视）不超过1小时。

2. 保持良好的读写姿势。家长应为孩子提供适合其坐高的桌椅，经常提醒、督促孩子读书写字坚持"三个一"，即"一拳一尺一寸"。一拳：胸口与课桌边缘的距离保持一拳；一尺：眼睛与书本的距离保持一尺（约33厘米）；一寸：握笔时手指与笔尖的距离保持一寸（约 3.3 厘米）。

3. 坚持运动。出于天气等原因不能外出时，在家里也可以进行简单的运动，比如广播体操、拉伸等运动。不要忘记让眼睛也"运动"一下，眼保健操可以改善眼周血液循环，缓解视疲劳。

4. 避免不良的读写习惯。孩子的视力度数，除了先天的因素，跟平时的学习习惯也是密切相关。不在走路、吃饭、卧床、晃动的车厢内、光线暗弱或阳光直射等情况下看书、写字、使用电子产品。要保持起码一个手臂的距离长度，要及时让眼睛休息一下，这些都是我们生活中可以养成的好习惯。

日常护眼饮食建议：

1. 饮食营养要均衡。钙、锌、硒、铬、铜等微量元素均与眼睛发育有关，维生素 A、维生素 C 也有利于"养眼"。如果饮食不均衡导致微量元素或维生素缺乏，也会增加近视的风险。

2. 谨慎摄入糖分。过高地摄入糖分会导致近视，因为糖分在人体内代谢时，需要消耗体内的维生素 B（对视神经有养护作用），降低体内钙的含量，由此造成视网膜的弹力减退，晶状体变厚，眼球前后径拉长，影响眼球壁的坚韧性。

第十六章
小儿预防保健推拿方

小儿保健推拿法，开发对儿童智力，促进生长发育，提高抗病能力，保护儿童健康成长有良好效果。操作手法简便易学、安全可靠、作用显著。家长在掌握本法后，对小儿的一般常见疾病，可以自诊和自防。

保健推拿一般宜在睡前或清晨进行，每天操作1次，7次为一疗程，休息三天，可进行第二疗程。若患急性传染病可暂停，待愈后再恢复保健推拿。

保脾保健推拿法

小儿生长发育所需要的一切营养物质，均需脾胃化生之气血供应。而婴幼儿肠胃幼嫩，消化力弱，功能不足。又因生长发育快，所需营养物质多，故小儿脾胃运化水谷的负荷相对过大。喂养不良，易引发脾胃功能紊乱，导致呕吐、腹泻、厌食、疳症等脾胃病发生。因此保健脾穴是保护小儿成长的重要方法。在实际应用中，可预防治疗腹泻、营养不良、湿疹、肝炎等疾病。

取穴：清补脾 10 分钟、运八卦 5 分钟、捏脊 3 ～ 5 遍。

保健作用：健脾和胃，增进食欲，增强体质。

保健范围：脾胃虚弱、食少吐泻、疳积、湿疹、肝炎等。

保肺保健推拿法

小儿肺脏娇嫩，不耐邪侵。腠理不密，卫外功能未固，屏障能力不足。每当气候剧变、寒温失常时，极易感受外邪。邪气不论从口鼻吸入或由皮毛侵袭，首先犯肺。故感冒、咳嗽、肺炎、哮喘等呼吸系统疾患列儿科病之首位。所以保肺保健推拿在儿科占有重要地位。在实际应用中，可预防治疗感冒、支气管炎、哮喘、百日咳等疾病。

取穴：平肝清肺、清补脾、推天河水各 10 分钟。

保健作用：益气宣肺，顺气化痰，扶正祛邪，固表强卫，预防感冒。

保健范围：体质虚弱，反复感冒，咳嗽气喘，肺炎恢复期、哮喘缓解期的小儿。

安神保健推拿法

小儿时期，神识未发，神气怯弱，神经系统发育未全，对外界事物刺激引发强烈的反应。因此惊触异物，耳闻异声，则易受惊恐，甚则导致惊厥，小儿热症居多，热盛引动肝风，易发生抽风。即使是健康小儿，在睡眠中或游戏时，突闻响声也易发生警惕，故安神法是小儿常用的保健方法。在实际应用中，可预防治疗小儿惊厥、佝偻病。

取穴：平肝、推天河水各 5 分钟，捣小天心 50 次，阳池 2 分钟。

保健作用：宁心安神，镇惊熄风。

保健范围：突然受惊，惊悸不宁，烦啼不眠，急慢惊风等。

益智保健推拿法

小儿脑发育最快的时期，是在出生后第一年，到 3 岁时，皮质细胞已大致分化完成，8 岁时已与成人无大分别，以后的变化主要是细胞功能的日渐成熟与复杂化。大脑成长发育的过程，不仅可以减慢或停止，更重要的是可以加速。因此目前国内把加速脑的成长发育作为开发智力的重点。智力开发越早越好，3 岁以前更为关键。小儿智商的高低，取决于先天肾精是否充盛。小儿智力不全，是由先天胎气怯弱，肾气亏虚或病后肾虚所致。可见不论是先天或后天因素，总不离肾虚，因此要提高小儿智力，必须以补肾益精，健脑益智为宗旨。在实际应用中，可预防治疗乙脑、脑脊髓膜炎。

取穴：揉二人上马 30 分钟至 1 小时。

保健作用：二人上马穴能补肾益精，健脑益智，独穴多揉久推，必能大补肾中水火，壮元气，填精髓，强腰膝，促进生长发育。

保健范围：先天不足，五迟五软，脑发育不全，脑病后遗症，脑震荡，脑外伤后遗症及各种惊风后遗症等。

护眼保健推拿法

眼为人体视觉器官，主要生理功能是视物变色、表达感情，对人体极为重要，被视为"人身至宝"。儿童正处在长身体时期，随着生长发育，视力应该越来越好。不少孩子不注意保护眼睛，看书写字姿势不正确，长时间近距离阅读、看电视、玩电子游戏，加重视力疲劳，弄得头昏脑涨，造成视力减退，变成近视眼。如果每天认真做眼保健推拿，能保护眼睛、预防近视。在实际应用中，可预防治疗结膜炎。

眼保健推拿方法

取穴：揉攒竹、闭目揉睛明、揉太阳、刮眼眶、揉风池各36次。

推拿操作：按摩攒竹、四白、太阳3穴时，要用双手食指面，同时按压左右两侧穴位，找出酸胀感最显著的一点，做灵活的揉动；揉睛明时，双眼闭合，用一只手的拇、食二指，相对用力捏揉左右两睛明穴；刮眼眶，左右拇指分别按住太阳穴，四指蜷起，以食指第 2 节内侧面刮眼眶一圈，先上后下，上眼眶从眉头刮到眉梢，下眼眶从内眼角刮到外眼角；揉风池穴，用两手拇指面同时按压两风池穴，产生酸胀感后再揉之；按摩时手法要正确，用力应均匀、持久、柔和，使酸胀感渗透穴位深处，才能获得最佳效果。否则马虎敷衍，偏离穴位或只接触皮表，是毫无作用的。

保健作用：疏通经络、运气行血、增强视力、保护眼睛、预防近视。

保健范围：弱视、近视、远视等各种眼科疾病，长时间看书、看电视造成视力减退者。

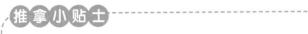

近视保健法

近视：主要特征为只能看近，不能看远，久视则感眼睛疲劳，头晕眼花，视物模糊。

取穴：揉天应穴（攒竹下 3 分钟，目眶内骨膜间）、攒竹、睛明、鱼腰、丝竹空、四白、太阳，共 10 分钟。

作用：滋阴养目，舒筋活血。

治疗完毕，令病人闭目静卧 10 分钟，以提高疗效。教病人每天睡前自身推拿，揉二人上马 20 分钟、平肝 5 分钟。

鼻部保健推拿法

鼻为肺窍，是呼吸的通道，可嗅觉、辨香臭、助发音。小儿鼻腔狭窄，鼻黏膜柔嫩富有血管，易受感染而充血肿胀，引起鼻塞和呼吸困难。所以急慢性鼻炎等也是儿童常见病。进行鼻的保健推拿，可保护鼻腔，预防鼻病。

取穴：揉迎香，平肝清肺，推天河水，揉一窝风。

推拿操作：揉迎香，以两手食指面分别按揉左右迎香穴 36 次；擦鼻梁，以两手拇指背按鼻梁两侧，由鼻梁向下推至鼻头，往返按摩至局部发热；揉风池的操作同眼部保健法。

保健作用：通经络，活气血，开窍逐邪，疗鼻病，防感冒。

保健范围：各种鼻炎、腺样体肥大、鼻塞不通、鼻出血、感冒预防等。

第十七章

小儿常见病食疗小偏方

生理性盗汗

偏方：浮小麦 30 克，红枣 20 枚，加水煮汤饮用，每日一次，连服 10 天。

湿疹

偏方：取 25 克清沥草，放在 800 毫升左右的水里，先泡上十几分钟，然后大火烧开，再小火煮 20 分钟。煮好的药汁冷了之后，用药棉蘸汁，抹在孩子有湿疹的地方，每日三次。

流涎症

偏方：取益智仁 30 ～ 50 克，白茯苓 30 ～ 50 克，大米 30 ～ 50 克，先把益智仁同白茯苓烘干后，一并研为细末备用；将大米煮成薄粥，待粥将熟时，调入药粉 3 ～ 5 克，稍煮即可。也可用米汤调药粉 3 ～ 5 克稍煮，趁热服食。每日早晚两次，连用五天。

受惊夜间哭闹

偏方：五倍子 1.5 克，研成细末，用老陈醋调成膏状，外敷脐中，用胶布固定，贴 10 ～ 12 小时，每日换药一次，连服 3 天见效。

积食，伴口臭、腹胀、大便干结

偏方：山楂 25 克，白萝卜 50 克切成片，一起煎一小碗汤，一次服下，一天两次，对小孩消化不良造成的积食有特效。

呕吐

偏方一：牛奶 100 克，放入生姜 10 克，一起煮熟，分两次服用。

偏方二：鸡胗 10 克，炒麦芽 15 克，水煎服。这个方子可以治疗饮食所引起的呕吐。

感冒鼻塞、流清涕

偏方一：用生艾叶 100 克，辛夷 20 克，全部拣枝，揉碎成绒状，用手绢包缝成枕，当枕头用即可，两天换一次。重者取艾叶 10 克，用纱布包敷于前囟处，这个方法对新生儿感冒鼻塞的效果最好。

偏方二：生姜 6 克，生葱白三寸，大枣四个，水煎顿服。

偏方三：荆芥、薄荷、苏叶各 6 克，水煎服。

偏方四：绿豆 15 克，生姜三片，葱白一个，青萝卜片 30 克，水煎服出汗。

偏方五：生橘皮、生姜片加红糖适量水煎服。

慢性咳嗽、阴虚久咳、干咳少痰、不易咳出

偏方：百合 15 克，大枣 3～5 枚，先将干百合用净水浸泡 12～24 小时，加入大枣共煮至枣熟，每天服 2～3 次。

支气管炎缓解期，伴咽喉红肿、反复咳嗽、大便干结

偏方一：三仙饮，生萝卜 250 克，鲜藕 250 克，梨 2 个，切碎搅汁加蜂蜜适量，于饭后半个小时后分

次服用。最好别空腹喝，胃虚寒的孩子不宜多喝。

偏方二：杏仁粥，将去皮甜杏仁 10 克研成泥状，加入淘洗干净的 50 克粳米中，加入适量水煮沸，再慢火煮烂即可。宜温热时服用，每日服用两次，具有止咳平喘的功效。

寒性支气管哮喘的缓解期，夜间咳嗽、舌苔白腻

偏方一：每晚临睡前用热水泡脚 10 ～ 15 分钟，取鲜葱白 50 克、鲜生姜 15 克，共捣烂如泥，外敷足心，用纱布固定。第二天，起床时除去，每晚一次。此方适合 3 岁以上的小孩。

偏方二：将新鲜的小葱和生姜各 20 克切成细末，放入锅中加醋干炒，煸出香味后出锅，用纱布包成饼状，敷于双脚弓处，睡前敷。每天 1 ～ 2 次，坚持到症状消失后三天。

支气管炎等肺病

偏方一：擦背。用手或湿热毛巾揉擦胸椎部，每次擦至皮肤发热发红为度，对各种肺部疾病有辅助治疗作用。也可用手指重点按揉孩子背后的肺俞穴，每次两分钟。

偏方二：拍前胸。用虚掌（空拳）轻叩轻拍胸部正中间的胸骨，每次拍 3 ～ 5 下，停 10 秒左右，每天 3 ～ 5 分钟。重点按揉胸前的天突和膻中穴。

支气管肺炎早期或恢复期

偏方：白芥子 20 克研成粉末，加面粉用温水调成糊状，摊在布上（8 厘米 × 10 厘米），贴在患儿两肩胛骨内侧的肺俞、定喘两穴上，用胶布固定，2 小时后取下，每天一次，七天为一个疗程。可止咳化痰。加速病情好转。

呼吸道反复感染，伴四肢冰凉、畏寒怕冷、舌苔薄白

偏方：母鸡肉 250 克，猪腿肉 250 克，肉桂 10 克，党参 20 克（肉桂和党参可以包在纱布内），加水 3000 毫升煮汤，直至肉烂，取出肉及药物后余汤 2000 毫升左右，后将鸡肉、猪肉切成丝。取麦片 100 克，放入锅内煮沸后，再缓慢加入面粉 200 克，调成均匀糊状，最后加适量盐及味精。食用时取适量加入鸡肉、猪肉及少量香油即可。以冬季食用为佳，可预防呼吸道感染。

百日咳

偏方一：鸡苦胆一个，白糖适量。用针刺破鸡胆，将胆汁烘干，加入适量的白糖，碾末调匀，1 岁内分三天服完，2 岁两天服完，2 岁以上一天服一个，每天分 2～3 次服。

偏方二：大蒜 15 克，白糖 30 克。大蒜捣烂加糖，开水一杯，浸泡 5 小时，每日一剂。三次分服，连服 4～5 天。

肺炎

偏方一：麻黄 3～6 克，杏仁 6～9 克，生石膏 24～30 克，生甘草 3 克，水煎服。适用于外寒里热的肺炎患者。

偏方二：葶苈子 6 克，大枣 9 克，水煎服。适用于肺实壅盛，痰多气喘的患者。

鹅口疮

偏方一：取一个鲜柠檬榨汁，果汁和水按 2:1 稀释，用其中的一半漱口，另一半尽可能停留在口内，充分与病灶接触。连续使用 10 天，即可见效。

偏方二：取吴茱萸 9 克，捣碎研末，用醋调成饼状，贴在脚心涌泉穴，用纱布裹好固定。每天睡前贴好，次日早晨除去，将孩子的脚擦干净。

长痱子

偏方：新鲜桃叶 100 克（干桃叶 50 克），水 1000 毫升，将水煎到还余一半的时候，可以用此水直接涂抹患处，或渗入洗澡水中洗澡。

婴幼儿口角炎

偏方：花椒少许，水煮 5 分钟左右，以棉签蘸花椒水，涂抹在口角炎患处，一天 2～3 次，涂 2～3 天。家长可先自己涂一点，如只有轻微的麻痹感，可直接涂抹在孩子的嘴角，如嘴唇感觉明显刺激则需降低药液浓度。

新生儿黄疸

偏方：茵陈 9 克，黄芩 4.5 克，黄柏 4.5 克，枳壳 2.5 克，山栀 3 克，黄连 1.5 克，大黄（后下）1.5 克。加水煎出药液 40～60 毫升，兑白糖少许，24 小时内分 6 次哺乳前服，4 天为 1 个疗程。

腹泻

偏方一：炒神曲、焦山楂、谷麦芽各 9 克，炒鸡内金 3 克，水煎服。适宜于伤食泄者。

偏方二：鲜白扁豆花 30 克，水煎服。适宜于感受湿热所致之泄者。

偏方三：藿香 6 克，炒扁豆 9 克，生车前子 9 克，水煎服，加白糖适量日分三次服。适宜于伤暑腹泻者。

偏方四：炒山药、生山药各等量，共研细末，小米汤或开水送下，1～2 岁的孩子每次服 0.9 克，3～5 岁每次服 1.5 克，5 岁以上每次服 3 克。适宜于脾虚泄泻者。

偏方五：无花果枝、叶适量，烧水洗脚及小腿。

偏方六：高粱 30 克，白矾 6 克，将高粱炒熟，与白矾混合，共研细末，每次服 3 克，日三次，开水送服。

痢疾

偏方一：白头翁 9 克，黄柏 6 克，黄连 3 克，秦皮 6 克，水煎服，适宜于疫毒痢的患者。

偏方二：葛根 9 克，黄芩 6 克，黄连 3 克，甘草 3 克，水煎服，适宜于湿热痢的患者。

偏方三：紫参 9 克，水煎代茶，适宜于治疗热痢。

偏方四：鲜马齿苋 60 克，大蒜二瓣，捣烂一次服下，适宜于湿热痢的患者。

便秘

偏方一：麻仁丸，按药物说明服。

偏方二：肥儿丸，按药物说明服。

偏方三：润肠饮：蜂蜜 9 克，盐 1.5 克，2 岁者一次服下。

脱肛

刺猬皮粉 60 克，和面 250 克加蛋，糖适量调味，烙小饼 20 个，随意服之。

疳积病

偏方一：鸡内金 9 克，山楂 60 克，共研细末，每次服 5 分，日二次。

偏方二：肥儿丸，按药物说明服。

疝气

熏洗方：艾叶、厚朴、透骨草各 9 克，槐枝 7 寸，葱须 7 个。煎水熏洗局部，药液不可过热，以免烫伤皮肤。用药液浸湿纱布托阴囊，边揉边还纳脱出之疝。

遗尿

偏方一：桑螵蛸、益智仁各 15 克，水煎服，适宜于肾气不固遗尿者。

偏方二：鸡肠一具，焙干研细末，每日二次，每次 3 ～ 6 克，开水送下。

麻疹

偏方一：芫荽（即香菜）适量，烧水服，疹出不透可用鲜芫荽蘸热黄酒搓五心，麻疹很快可出，芫荽是最好的发物。

偏方二：透发麻疹：芫荽两棵、鲜茅根 15 克，水煎代茶。

偏方三：蓖麻子去皮和咸萝卜叶捣烂，搓五心，疹可随之而出。

痄腮

偏方一：赤小豆粉适量，加入蛋清或陈醋，调敷患处。

偏方二：内服六神丸。

偏方三：蛇蜕一段，鸡蛋二个，将蛇蜕切碎，用香油少许合而炒之，食用。

偏方四：大青叶 9 克，双花 15 克，薄荷 6 克，黄芩 6 克，甘草 6 克，水煎服。

偏方五：板蓝根 9 克，蒲公英 9 克，水煎服。

羊癫疯

偏方：钩藤 18 克，薄荷 18 克，全虫六个，蝉蜕 6 克，朱砂 0.3 克，蚕六个，大赤金黄色 18 克。以上药品共为细末，糊丸如小黄豆大（每两净药粉约为 500 丸）。

目赤疼

偏方一：鲜蒲公英 60 克，烧水，内服和洗眼。

偏方二：菊花、双花各 9 克，开水浸泡，洗眼和内服。

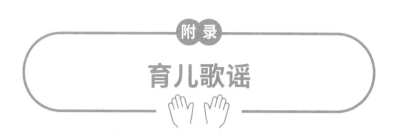

附 录

育儿歌谣

推拿代药赋

小儿脏腑娇嫩、形气未充，平时乳食都易伤及脏腑。若感受病邪，单纯服用药物不能解决全部儿科疾病，且服药本身对小儿身体也是另一种伤害。李德修三字经推拿手法可以治疗绝大部分慢性儿科疾病和部分急性儿科疾病，李氏小儿推拿具有内外兼顾、标本兼治、减小毒副、简便廉效的治疗优势，成为中医儿科乃至现代医学综合儿科的瑰宝。

分阴阳为水火两治汤

推三关为参附汤

推六腑为清凉散

推天河水为安心丹

运八卦为调中益气汤

揉内劳宫为高丽清心丸

补脾土为六君子汤

揉板门为阴阳霍乱汤

清胃穴为定胃汤

平肝为逍遥散

泻大肠为承气汤

清补大肠为五苓散

清补心为天王补心丹

清肺金为养肺救燥汤

补肾水为六味地黄丸

清小肠为导赤散

揉二人上马为八味地黄丸

揉外劳宫为逐寒返魂汤

拿列缺为回生散

天门入虎口为顺气丸

揉阳池穴为四神丸

揉五经穴为大圣散

推大四横纹为顺气和中汤

推后溪穴为人参利肠丸

男左六腑为八味顺气散

女右三关为苏合香丸

小儿无患歌

孩儿常体貌，情态喜安然。

鼻内无清涕，喉中绝没涎。

头如青黛染，唇似点朱鲜。

脸芎花映竹，颊绽水浮莲。

喜引方才笑，非时口不宣。

纵哭无多哭，虽眠不久眠。

意同波浪静，情若镜中天。

此上俱安吉，何愁疾病缠。

小儿推拿歌

心经有热作痴迷，天河水过入洪池。

肝经有病眼多闭，推动脾土病即退。

脾土有病食不进，推动脾土效必应。

胃经有病食不消，脾土大肠八卦调。

肺经有热咳嗽多，可把肝经久按摩。

肾经有病小便涩，推动肾水可救得。

大肠有病泄泻多，可把大肠用心搓。

小肠有病气来攻，横纹板门精宁通。

命门有病元气虚，脾土大肠八卦推。

三焦有病生寒热，天河六腑神仙诀。

膀胱有病作淋痫，肾水八卦云天河。

胆经有病口作苦，只用妙法推脾土。

五脏六腑各有推，千金妙诀传千古

小儿治法总论歌

心善精神爽，言清舌润鲜。

不躁不烦渴，寤寐两安然。

肝善身轻便，不怒不惊烦。

指甲红润色，溲和便不难。

脾善唇滋润，知味善加餐。

脓黄稠不秽，大便不稀干。

肺善声音响，不喘无嗽痰。

皮肤光润泽，呼吸气息安。

肾善不午热，口和齿不干。

小便清且白，夜卧静如山。